Adiestra en positivo

Adiestra en positivo

Guía completa para educar
a tu perro desde cero

Enric Rodríguez

VERGARA

Papel certificado por el Forest Stewardship Council®

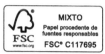

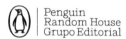

Primera edición: julio de 2019
Novena reimpresión: octubre de 2021

© 2019, Enric Rodríguez Ollo
© 2019, Penguin Random House Grupo Editorial, S. A. U.
Travessera de Gràcia, 47-49. 08021 Barcelona

Printed in Spain – Impreso en España

ISBN: 978-84-17664-30-5
Depósito legal: B-12.890-2019

Compuesto en Lozano Faisano, S. L.

Impreso en Black Print CPI Ibérica
Sant Andreu de la Barca (Barcelona)

VE 6 4 3 0 A

Índice

1

PSICOLOGÍA BÁSICA DEL PERRO Y MÉTODOS DE APRENDIZAJE

1.1. Expectativas distorsionadas

Adiestrar o educar a un perro es un proceso bastante simple cuando entendemos los métodos que debemos utilizar y nos ceñimos a ellos. Sin embargo, hoy en día vivimos en un mundo donde la mayoría de los animales tienen algún tipo de problema de comportamiento o, simplemente, no están bien educados.

Hay muchas razones que pueden explicar esta discrepancia, pero la principal es nuestra forma de entender la psicología canina. Sin duda tenemos una visión de los perros muy influida por el cine. Desde celebridades como Rin Tin Tin y Lassie hasta los protagonistas de las últimas películas de Disney, la gran pantalla nos muestra perros con capacidades casi humanas. O entrenados para acatar órdenes con una precisión y un control equivalentes a los de una máquina, como ocurre en el film *El clan de los Doberman*.

Por ello, es necesario que tengamos siempre presentes las siguientes ideas:

- No podemos educar a un perro de la misma forma que educaríamos a un niño, ya que, entre otros motivos, con el primero no es posible razonar a través de la palabra.
- No hay que entrenar, educar o adiestrar esperando resultados y comportamientos propios de una máquina.
- Nuestras expectativas deben ser acordes a la realidad, no a las películas de Hollywood.

En definitiva, las películas sobre animales nos crean unas ilusiones que no se van a cumplir, por lo que nos frustramos cuando nuestra mascota no se convierte en un superperro. El problema no está en él sino en nuestras expectativas.

Esto no quiere decir que debamos dejar que nuestro cachorro destroce la casa, nos muerda y haga sus cosas donde le apetezca. Estos son algunos comportamientos normales y, si no lo educamos como es preciso, provocarán inconvenientes que lo acompañarán de por vida.

Nuestro trabajo será enseñar a ese cachorro para que, de adulto, esté adaptado a vivir de una manera que nos resulte aceptable. Es importante asumir que se comportará como un perro a no ser que modifiquemos su conducta por medio de una educación constante. Por tanto, si pretendes que NO se comporte como lo que es desde el primer día que llegue a casa, estáis ambos condenados al fracaso en cuanto a su educación. Esperar siempre lo peor cuando llevas un perro nuevo a casa te ayudará a predecir lo que puede pasar y, en consecuencia, a evitarlo.

Te sorprendería la cantidad de gente que se pone en contacto conmigo escandalizada porque su cachorro de cuatro meses, al que han dejado solo en casa todo el día, les ha hecho algún destrozo. Lo raro sería que un cachorro de esta edad no despedazara la casa entera cuando se le deja sin supervisión.

1.2. Cómo aprende un perro

Las teorías más aceptadas para el adiestramiento o educación de un perro son dos: **el condicionamiento clásico** y **el condicionamiento operante**.

En este libro no profundizaremos en dichas teorías, simplemente hablaremos de sus fundamentos para poder comprenderlas y hacer uso de ellas cuando comencemos a entrenarlo.

El **condicionamiento clásico** es un tipo de aprendizaje asociativo que fue demostrado por el científico Iván Pávlov. Nos podemos referir a él también como condicionamiento pavloviano, condicionamiento respondiente, modelo estímulo-respuesta o aprendizaje por asociaciones.

El experimento más famoso con el que Pávlov confirmó este tipo de aprendizaje consistió en condicionar a un perro de tal modo que salivara al oír el sonido de una campana. Cuando mostramos comida a un perro, suele salivar. Pávlov pretendía demostrar que se podía usar un estímulo neutro (campana) para provocar la salivación. Así, cada vez que le ofrecía comida, Pávlov hacía sonar una campana, con lo cual, cuando oía la campana, sabía que venía la comida y, en consecuencia, salivaba. Pávlov repitió esta secuencia hasta que el animal empezó a salivar al oír la campana aunque el sonido no llegara acompañado de la comida. El resultado fue una reacción involuntaria (salivar) frente a un estímulo (un sonido) que, en condiciones normales, no provocaría esta reacción.

En este experimento vemos tres tipos de estímulos:

1. **Estímulo incondicionado**: es el estímulo que produce respuestas reflejas que no han sido aprendidas. En el experimento de Pávlov, el estímulo in-

condicionado es la comida, pues provoca la salivación de forma natural.

2. **Estímulo neutro**: es el estímulo que, por sí solo, no produce respuestas reflejas en el individuo. En este caso, el estímulo neutro es el sonido de la campana antes de haber iniciado el experimento, ya que esta, en condiciones normales, no provoca ningún tipo de reacción relacionada con la comida.

3. **Estímulo condicionado**: es el estímulo que provoca una respuesta refleja gracias a un aprendizaje. En el caso estudiado, sería la campana después del experimento, a la que ya se le ha condicionado a reaccionar.

El ejemplo más claro de cómo recurrimos al condicionamiento clásico a la hora de adiestrar a un perro es el uso del *clicker*, una herramienta con sonido que hace que asocie su ruido con un premio o refuerzo positivo (la forma de emplearla se explica más adelante). El condicionamiento clásico es de vital importancia cuando queremos corregir problemas de socialización, miedos y fobias. Con este método de aprendizaje podemos conseguir que asocie situaciones de estrés con experiencias positivas.

EJEMPLO

Un perro con miedo a las personas desconocidas

¿Cómo solucionamos el problema? El objetivo es que relacione a los extraños con algo bueno, pero ¿de qué manera lo lograremos? Considerando que el pollo es un manjar para nuestro amigo, daremos todos los días unos trocitos de pollo a unas veinte personas desconocidas, distintas cada día, para que lo alimenten hasta que asocie a los extraños con el pollo. En cuanto empiece a hacer esta asociación, el miedo comenzará a desaparecer.

En este caso, que hemos simplificado mucho para que se entienda, convendrá tener en cuenta otros requisitos al poner en práctica la técnica, como que debe ser siempre el perro el que dé el primer paso al acercarse al extraño para tomar el premio (pollo), pues presionarlo podría empeorar el problema.

El **condicionamiento operante**, planteado por B. F. Skinner, expone que las respuestas que vayan acompañadas de experiencias agradables tenderán a repetirse, mientras que las que se vean acompañadas de experiencias desagradables tendrán menos posibilidades de volver a producirse. Pensemos, por ejemplo, en un perro que salta cuando llegamos a casa. Si en ese momento le damos cariño (experiencia positiva), tendrá una tendencia más acusada a repetir este comportamiento que si le damos la espalda y lo ignoramos (experiencia negativa).

EJEMPLOS DE CONDICIONAMIENTO OPERANTE

Con tendencia a repetirse

- Hurga en la basura y encuentra algo que le gusta y se lo come. Hurgar en la basura se ve recompensado con el hallazgo de algo bueno que comerse.
- Se escapa de casa y se topa con una perrita que anda por el barrio. Escaparse se ve recompensado con el juego que entabla con la perrita que estaba en la calle.
- Un cachorro muerde un mueble porque está nervioso o cambiando los dientes y eso le relaja. El hecho de morder el mueble se ve recompensado con la calma o alivio que le proporciona.

Con tendencia a no repetirse

- Cruza delante de una bicicleta y esta lo atropella. El perro mostrará menos tendencia a pasar delante de las bicicletas para evitar ser atropellado.
- Se acerca al horno de la cocina hasta que lo toca y se quema. La conducta de tocar el horno terminará por desaparecer.

Para aplicar el condicionamiento operante en el adiestramiento tenemos que introducir un estímulo, esperar a que muestre la conducta esperada y, después, premiarlo con un refuerzo positivo. Cuando queremos enseñarle a sentarse, el estímulo es la orden «siéntate»; la conducta, el hecho de sentarse, y el refuerzo positivo, el premio que le damos. Una vez haya asociado el estímulo con la conducta y el refuerzo positivo, las posibilidades de que se siente cuando se lo pidamos aumentarán.

1.3. Cómo enseñar a un perro

En el apartado anterior hemos visto que para enseñarle a sentarse basta con presentarle un estímulo que origine una conducta y premiarla para que la tendencia a repetir esta conducta vaya en aumento. No obstante, si aún no le hemos enseñado a asociar la palabra «siéntate» con el hecho de sentarse, no podremos premiar su conducta para aumentar la tendencia a que la repita. ¿Qué maneras hay de anticipar el estímulo a la conducta?

Las tres posibilidades principales son las siguientes:

1. Esperar a que realice la acción por sí mismo y, cuando lo haga, decirle «siéntate» y premiarlo. Con el tiempo, estará más dispuesto a sentarse cuando oiga esta orden y podremos empezar a trabajar el ejercicio. Lo que hacemos es repetir este patrón: estímulo, conducta y refuerzo positivo.

2. Darle la orden «siéntate», ponerlo en la posición de sentado con un poco de ayuda física por nuestra parte (apoyando la mano con suavidad en los cuartos traseros para que se siente) y, acto seguido, reforzarlo positivamente.

3. Hacer que se siente mediante el uso repetido de la técnica del *luring* y reforzarlo positivamente cada vez que responda correctamente. Después de que se siente inmediatamente varias veces seguidas, empezaremos a introducir el estímulo (la orden «siéntate») hasta que asocie la frase con el hecho de sentarse y el refuerzo positivo. Si no sa-

bes lo que es el *luring*, échale un vistazo al siguiente subapartado.

Las tres técnicas son perfectamente válidas, siempre y cuando al emplear la segunda para conseguir ponerlo en la posición deseada no tengamos que aplicar una fuerza exagerada que pueda hacerle daño. Mi recomendación es poner en práctica la primera o la tercera siempre que sea posible. Con la primera, aprenderá a hacer el ejercicio por sí mismo sin que sea necesario manipularlo ni guiarlo, y, por lo que he podido comprobar, cuando aprende con este método interioriza mejor el ejercicio. La tercera es, sin duda, la más rápida, pero puede hacer que se acostumbre más a las órdenes por gestos que a las verbales. En cualquier caso, este posible problema se soluciona después de unas sesiones de entrenamiento.

¿Qué es el *luring*?

El *luring* es un término inglés que podría traducirse como «atraer con señuelo». Es una técnica de adiestramiento que se basa en guiar al perro a una posición determinada con un reforzador primario, normalmente un trocito de su comida favorita.
Veámoslo con un ejemplo para que se entienda me-

jor. Imaginemos que queremos enseñarle a pasar por debajo de nuestras piernas mientras caminamos. Para ello, lo pondremos al lado nuestro y cogeremos un trocito de comida con la mano del lado contrario. Daremos un paso y le mostraremos el trocito de comida por debajo de nuestras piernas, de tal forma que tenga que pasar entre ellas para tomarla. En el momento en que lo haga, le daremos el premio para reforzar el hecho de que haya seguido la mano con la comida. Es importante tomar conciencia de que, si repetimos el ejercicio del *luring* las veces suficientes sin darle la comida, puede llegar a perder el interés por ella, así que es esencial dársela. Asimismo, el refuerzo sirve para indicarle que ha llegado a la postura o realizado la conducta correcta. O simplemente que está en el buen camino.

El ejercicio del *luring* es útil para provocar la conducta deseada cuando se trabaja con el condicionamiento operante, explicado en el apartado «Cómo aprende un perro» (página 15). Una vez tengamos la certeza de que seguirá el señuelo hasta ponerse en posición, podremos empezar a introducir el estímulo (la orden) que queremos usar para conseguir esta conducta.

1.4. Algunas definiciones que no tendremos muy en cuenta en este libro

La intención de este libro es que lo pueda entender cualquier persona independientemente de los conocimientos que tenga sobre adiestramiento canino. Por ello se han evitado los tecnicismos y en más de una ocasión se hace referencia a refuerzos y castigos con el significado que se suele dar a estos términos en una conversación convencional.

A pesar de esto, y para los que quieran saber más sobre los aspectos teóricos del adiestramiento, explico en este apartado lo que se entiende por refuerzo (positivo, negativo, primario y secundario) y por castigo (positivo y negativo).

Para comprender bien la diferencia entre estos conceptos debemos saber en primer lugar que los refuerzos consolidan un comportamiento, mientras que los castigos, por el contrario, lo debilitan. A su vez, cuando los calificamos de «positivos» no queremos decir que sean «buenos», ni cuando los catalogamos de «negativos», que sean «malos». Positivo significa que *añadimos* algo, y negativo, que lo *retiramos*.

Los refuerzos

El **refuerzo positivo** consiste en darle algo que le gusta cuando realiza una acción que queremos que repita. Darle un trozo de pollo cuando responde a la orden de «siéntate» es un refuerzo positivo.

El **refuerzo negativo** es eliminar algo que le resulta molesto con el fin de promover un comportamiento concreto. Por ejemplo, estrangularlo con el collar hasta que se siente y, una vez lo haga, aflojar la presión es aplicar un refuerzo negativo, pues estará más predispuesto a repetir la acción que le pedimos para dejar de sentir la presión que tan desagradable le resulta.

Los **refuerzos primarios** son los que satisfacen las necesidades biológicas de nuestro perro, aquellos que poseen un valor biológicamente determinado, es decir, que no han sido aprendidos. Un ejemplo de refuerzo primario es la comida.

Los **refuerzos secundarios** son aquellos que han adquirido su valor a través del aprendizaje, esto es, mediante la asociación de una conducta a un refuerzo primario. Un ejemplo de reforzador secundario sería el *clicker*.

Hay que tener siempre presente que, para que un refuerzo funcione, nuestra mascota debe ser consciente de este. Volviendo a los casos expuestos anteriormente, si no sabe que al sentarse habrá un refuerzo positivo, no se sentará, y si no sabe que el refuerzo negativo desaparecerá al sentarse, tampoco lo hará.

Los castigos

El **castigo positivo** consiste en aplicar un aversivo para minimizar una conducta determinada. Por ejemplo, darle un rodillazo cuando nos salta encima es una barbaridad. Este ejemplo también explica con claridad que «positivo» no significa «bueno», sino dar una respuesta que produzca rechazo a la conducta del perro.

El **castigo negativo** se basa en retirar algo que le agrada para minimizar una conducta. Volviendo al ejemplo del perro que nos salta encima, la forma de resolverlo con un castigo negativo sería retirarle la atención para eliminar la conducta no deseada.

> Los refuerzos negativos y los castigos positivos son prácticas que debemos tratar de evitar siempre que nos sea posible.

1.5. Principales tipos de adiestramiento

Se han formulado muchas teorías sobre el adiestramiento canino y existen distintas formas de practicarlo, pero, para simplificar, dividiremos los métodos de adiestramiento en tres grupos principales: el adiestramiento en positivo, el adiestramiento tradicional y el adiestramiento mixto.

Adiestramiento en positivo

Un error muy común es confundir el adiestramiento en positivo con el adiestramiento en positivo de laboratorio, en el que podemos controlar aspectos como el entorno y educar únicamente mediante refuerzos positivos. Esto, por razones obvias, no es aplicable en la vida real.

Una de las definiciones que más me gustan del **adiestramiento en positivo** es la que expone el adiestrador español Enrique Solís en su página web (*www.lealcan.com*), que dice así: «El adiestramiento en positivo es el método de adiestramiento basado en el respeto hacia el perro, que antepone su bienestar a los objetivos del adiestramiento».

Si bien es cierto que esta definición me parece bastante acertada, considero que, bajo mi punto de vista personal, el adiestramiento en positivo no es un método en sí, sino cualquier método basado en los principios de la definición que expongo a continuación. Otra objeción importante es que deja de lado el estado emocional tanto del animal como del dueño/adiestrador a la hora de aprender o entrenar. Teniendo estos dos factores en cuenta, el concepto de adiestramiento en positivo que sustenta mi trabajo y que quiero promover tanto en este libro como en mi canal de YouTube es el siguiente:

* Adiestramiento en positivo es cualquier método de adiestramiento basado en el respeto hacia el perro, donde se antepone su bienestar a nuestras expectativas y tanto el dueño como el perro disfrutan aprendiendo.

Este modo de ver el adiestramiento en positivo no implica que en él no haya disciplina, ¡claro que la hay! Cuando intentamos evitar una conducta, se impone el «no es no», pero sin usar el miedo ni el dolor. En ningún caso hace falta recurrir a la violencia. Por suerte tenemos un cerebro más desarrollado que el de nuestra mascota, lo que nos permitirá encontrar la forma de educarla sin que nos hagan falta los métodos violentos.

Adiestramiento tradicional

Por **adiestramiento tradicional** entendemos todos los métodos de aprendizaje basados en el miedo y el dolor. Estos métodos suelen defender la teoría del macho alfa (*bully*), aunque este nada tiene que ver con el auténtico macho alfa de una manada de lobos, que es el que da origen a la expresión. Como bien indica el doctor Kurt Kotrschal, cofundador y codirector del Wolf Science Center, en una entrevista realizada por Educan,* un lobo nunca toleraría la clase de dominancia a la que se somete a los perros domesticados.

Estos métodos, aparte de no dar tan buenos resultados como los del adiestramiento en positivo (sobre todo aquellos basados en ejercicios más complejos o encaminados a la modificación de la conducta), pueden llegar a tener consecuencias no deseables. En algunas ocasiones incluso pueden provocar que desarrolle problemas de comportamiento.

En los países de habla hispana, el adiestramiento tradicional aún está muy vigente. Y, aunque es verdad que cuando estos métodos son llevados a la práctica por profesionales las probabilidades de que acabe teniendo

* *Charlando con Kurt Kotrschal/Talking to Kurt Kotrschal* (https://www.youtube.com/watch?v=TIqLKelTZQE).

problemas de conducta son menores, nunca deberíamos preferir estas técnicas a las del adiestramiento en positivo.

Adiestramiento mixto

El **adiestramiento mixto** es una mezcla de los dos tipos de adiestramiento anteriores, en el que se premia al perro cuando hace algo bien pero se recurre a técnicas aversivas cuando no cumple las expectativas. Se lo conoce también por el nombre de *adiestramiento balanceado*, pero, en mi opinión, un método que usa el miedo o el dolor para entrenar no tiene nada de balanceado.

Muchos adiestradores, tanto tradicionales como mixtos, intentarán defender sus técnicas a fuerza de menospreciar el adiestramiento en positivo con frases tales como: «El adiestramiento en positivo es adiestrar únicamente con salchichas», «El adiestramiento en positivo es mimar o humanizar al perro» o «En el adiestramiento en positivo no se le puede decir simplemente "no" a un perro». Si estás pensando en contratar a un adiestrador y te encuentras con alguien que defiende técnicas basadas en el miedo o en el dolor con una de las frases anteriores, ¡sal corriendo!

Hay que tener en cuenta también que con las técnicas tradicionales en muchas ocasiones se logrará erradicar el comportamiento negativo de la mascota pero no el motivo que lo origina, por lo que, muy probablemente, aparecerá otro problema de conducta distinto.

EJEMPLO

Si a un perro que ladra se le pone un collar anti-ladridos (técnica aversiva), es fácil que deje de ladrar, pero eso no soluciona la circunstancia que provoca que ladre (por lo general, la falta de ejercicio o el aburrimiento); así, al no identificar la causa (el estrés) y no trabajar para eliminarla, el perro, en vez de ladrar, puede acabar adquiriendo otro comportamiento no deseado para aliviarse. El adiestramiento en positivo, en cambio, al tener en cuenta el bienestar del animal busca la causa de la conducta y se centra en ella para resolver el problema que desencadena (los ladridos).

1.6. La socialización

La socialización es el proceso por el cual un perro aprende a identificarse como un individuo social dentro de su especie y a aceptar a las personas y otros animales como especies amigas. Es un proceso que dura toda la vida, pero que tiene un periodo crítico que abarca los tres o cuatro primeros meses de vida.

¿Por qué es tan pequeña la ventana para trabajar la socialización?

Los perros tienen una esperanza de vida mucho más corta que la de los humanos y, en estado salvaje, necesitan estar preparados para detectar el peligro desde una edad muy temprana.

El periodo de socialización es la fase en la que el perro tiene que aprender qué puede resultar peligroso para él y debe temer y qué puede ser inofensivo y de lo que, por tanto, no hace falta que se preocupe. Todas las experiencias positivas, o incluso neutras, que viva durante esta etapa le señalarán, siempre y cuando se hayan repetido un número suficiente de veces, las experiencias en las que se sentirá cómodo en el futuro. Por el contrario, todas las experiencias que le resulten negativas o no hayan tenido lugar serán aquellas que tenderá a evitar de adulto.

Hasta los tres o cuatro meses de edad, nuestro cachorro mostrará mucha curiosidad por su entorno y se arriesgará a investigar cosas de las que cuando pase un tiempo intentará alejarse si no las conoce, ya que las contemplará como posibles peligros. Durante este periodo es cuando observamos su mayor maduración neurológica, física y conductual.

La socialización y la inhibición de la mordida son los dos aspectos más importantes en el desarrollo de nuestro cachorro. Una mala socialización en este periodo crítico puede generar problemas de comportamiento muy graves y difíciles de solucionar en el futuro.

En estos primeros meses no debemos preocuparnos únicamente de que interactúe con tantos perros y personas como nos sea posible. Es de vital importancia que se habitúe también a todo tipo de entornos y situaciones, en especial a las que tenga que estar expuesto más adelante en su vida cotidiana.

Para empezar, es esencial trabajar para que el cachorro se familiarice con los sonidos. Un perro que vaya a vivir en casa con nosotros debe estar bien acostumbrado a los ruidos típicos de la familia, la ciudad, las tormentas y todos los que nos rodean, y es fundamental que comencemos a habituarlo antes de que su sistema auditivo se active, lo cual pasa a partir de los diez o los quince primeros días. Por este motivo es aconsejable que el cachorro se haya criado en un entorno familiar y dentro de casa, de este modo no le serán extraños los ruidos que oirá en el futuro (el zumbido del aspirador, el timbre, el golpe de una sartén al caerse...). Si no se lo enfrenta a este tipo de ruidos mientras su oído se está formando, la habituación tardía puede resultar más complicada.

La socialización con otros perros se inicia también al nacer, y es preciso que los cachorros pasen al menos las primeras seis semanas con el resto de la camada. Como se explicará más adelante, la edad mínima ideal para separarlo de su camada es de entre seis y doce semanas, dependiendo de los conocimientos y los cuidados que le proporcione el criador y del tiempo, la experiencia y los recursos de los que dispongamos nosotros. En este periodo es cuando se produce el destete y la madre va dando más independencia a sus crías. Conviene no separar nunca al cachorro de la madre antes de las seis semanas.

Una vez ha sido destetado y separado de la camada, es muy importante continuar con su socialización. Esto no quiere decir que tengamos que dejarlo estar con todos los perros que nos encontremos. Al contrario, hay que escoger muy bien los que vayan a jugar con el nuestro.

Al principio esto no suele plantear problemas ya que el cachorro, al no haber recibido todas las vacunas, solo podrá socializar con otros cachorros de su edad que aún no hayan salido a la calle y, por tanto, no sean posibles transmisores de enfermedades. Durante esta etapa es muy importante que nuestro perro juegue con otros en sitios seguros, libres de enfermedades, como puede ser nuestra casa o la del otro cachorro. Hay que tener en cuenta que interactuar siempre con los mismos perros no ayudará a la socialización, sino que cuantos más perros diferentes conozca nuestro cachorro, mejor. Debemos asegurarnos de que, por lo menos, se relacione cada día con uno desconocido para él.

Una vez que nuestro cachorro empiece a salir a la calle, antes de dejar que se acerque a otro perro, observaremos cuál es la reacción de ese perro ante los otros y le preguntaremos al dueño sobre su comportamiento. Recuerda que, en muchos casos, el simple hecho de preguntar no garantiza respuestas fiables. Te sorprenderías si supieras la cantidad de dueños que tienen una visión totalmente distorsionada respecto al comportamiento y la actitud de su perro. Es imprescindible que los demás perros tengan buenas aptitudes sociales y que proporcionen experiencias positivas al nuestro: una mala experiencia a una edad tan temprana requerirá mucho trabajo para no generar secuelas.

En lo que se refiere a las personas, nuestro cachorro debe haber conocido, por lo menos, a unas cien personas distintas antes de cumplir las doce semanas, un gran número de las cuales han de ser hombres y niños en general. Esto es así porque los perros suelen mostrarse más desconfiados con los hombres, por lo que será importante que conozca a varones con barba, sin barba, con el pelo corto, con el pelo largo, etcétera. En cuanto a los niños, para los perros son criaturas totalmente distintas a los adultos tanto por su apariencia como por su comportamiento. Es recomendable que cualquier interactuación con niños esté supervisada por adultos y, sobre todo al principio, no sea muy brusca: recordemos que la experiencia debe ser positiva para todos.

Como decíamos antes, durante las primeras semanas no podremos sacarlo a la calle, por lo que estos encuentros tendrán que ser en casa. Nos tocará abrir la agenda y organizar reuniones con amigos y familiares para cenar, tomar unos refrescos o simplemente jugar con nuestro nuevo compañero. Si tenemos hijos, podremos invitar a sus amigos en grupos de dos o tres como máximo: por lo general, es difícil mantener en calma a un grupo de más de tres niños, y el alboroto excesivo puede causar estrés al cachorro. A medida que vaya sintiéndose cómodo con los niños, será el momento de ir aumentando el número de personas por grupo, pero ojo, ¡siempre evitando que la situación se descontrole!

Cuando pueda salir a la calle, será conveniente pasearlo por lo menos un par de veces por semana alrededor de la puerta de un colegio a la hora de la salida. La mayoría de los niños se acercarán con naturalidad a acariciar un cachorro tan jovencito, y esto será muy beneficioso para su socialización.

Durante estas primeras semanas, sería estupendo

que nuestra casa estuviera casi tan transitada como el centro social del barrio y que cada una de las personas que nos visitaran interactuase con el cachorro. Este tiene que sentirse cómodo en cualquier relación con desconocidos y, para conseguirlo, debe acostumbrarse desde bien pequeño a que los desconocidos lo toquen, por lo que sería bueno pedirle a la gente que vaya a verlo que lo coja en brazos y lo acaricie por las diferentes partes de su cuerpo, sobre todo la cola, las patas, los cuartos traseros y alrededor de la zona genital.

Para mejorar aún más su relación con personas extrañas, mostraremos a nuestros invitados cómo enseñarle o practicar con él acciones sencillas, como sentarse o tumbarse, y premiarlo con su manjar favorito una vez las haya realizado correctamente. Gracias a esto tendremos más adelante un perro adulto educado que obedecerá a cualquier persona, ya sea de casa o desconocida.

Como ya hemos dicho, durante esta etapa tendremos que habituarlo a todo tipo de ruidos y experiencias con los que sin duda se encontrará en el futuro. Es decir, a oír petardos y tormentas, a viajar en metro, coche o autobús y a enfrentarse a cualquier circunstancia que pueda darse cuando salga a la calle, sin olvidar los objetos en movimiento, como bicicletas y niños en patinete, ya que estos pueden despertar su instinto depredador y generarle una tendencia a seguirlos y ladrarles.

A la edad de tres meses ya debería haber vivido una extensa variedad de experiencias positivas o neutras que en el futuro le permitan encontrarse cómodo en cualquier situación.

1.7. Inhibición de la mordida

En el apartado anterior hemos dicho que la inhibición de la mordida es un aspecto clave en el desarrollo del perro. Es un hecho probado que puede aprender trucos a cualquier edad, pero todo lo relacionado con la socialización y la inhibición de la mordida debe adquirirlo a una edad temprana. Si no ha interiorizado el hábito de inhibir la mordida, puede llegar a ser peligroso cuando crezca, y entonces será tarde para enseñárselo.

Nuestro cachorro debe haber aprendido a inhibir la mordida antes de los cuatro o cinco meses, edad a la que empieza a cambiar los dientes. Una vez asimilada, esta práctica se convierte en un comportamiento «instintivo» mediante el cual regula la intensidad de los mordiscos y, por tanto, aprende a no hacer daño cuando los dientes intervienen en el juego e, incluso, cuando los usa para advertir de que la situación en la que se encuentra le produce incomodidad. Es importante saber que un perro agresivo o mal socializado que tenga una buena inhibición de la mordida se puede recuperar mucho más fácilmente que otro que no haya aprendido a inhibirla de cachorro.

Hasta el mejor de los perros nos puede morder en determinadas circunstancias o debido a un acto reflejo provocado por situaciones como pisarle el rabo mientras está dormido. En estos casos, si ha aprendido a inhibir su mordida antes de los cuatro o cinco meses, simplemente nos marcará sin clavarnos los dientes en la piel. Por el contrario, si no sabe controlar la fuerza de su mordida, ese mismo mordisco podría resultar en una visita al hospital.

Por otro lado, en ocasiones se producen peleas, y cuando dos perros con una buena inhibición de la mordida se enzarzan en el parque, es muy raro que acaben con sangre, a no ser que algún mordisco haya ido a parar a una parte más delicada del cuerpo.

Cómo aprende un perro a inhibir la mordida

El cachorro aprenderá a inhibir la mordida de manera natural a través del juego con sus hermanos u otros cachorros de su edad y con su madre. Jugarán entre ellos hasta que uno apriete más de la cuenta y haga daño al otro. En este momento, el que ha sufrido el mordisco parará el juego.

Esto les enseña que mientras los mordiscos sean suaves el juego continúa, pero en el momento en que se aprieta demasiado el juego se acaba. Con el tiempo, aprenden a controlar su fuerza y a saber hasta dónde pueden apretar.

Cómo enseñarle a inhibir la mordida

Por lo general, los perros tienen la piel más gruesa que la nuestra y suelen aguantar el dolor mejor que nosotros, por lo que es también muy conveniente que dediquemos tiempo a enseñarle a inhibir la mordida jugando con nosotros. Esto le ayudará a diferenciar entre jugar con otros perros y jugar con personas. Por eso es vital que durante los primeros meses, aparte de con juguetes, le enseñemos a jugar con nuestras manos. Para muchas personas es una actividad con consecuencias que pueden ser desagradables, pues nos llevaremos más de un arañazo con sus dientes de leche, pero es crucial para su desarrollo. Para evitar que el cachorro nos llene de arañazos, nunca debemos tratar de retirar la mano cuando nos la haya agarrado con la boca. Los primeros dientes son muy finos y nos desgarrarán la piel con facilidad si damos un tirón mientras está apretando. Aun así, en caso de que nos haga daño, sin tirar la mano hacia atrás, le abriremos la boca con la otra mano y la sacaremos.

Para enseñarle a controlar la fuerza de la mordida, haremos lo mismo que hacen dos cachorros cuando juegan. **Mientras todo se desarrolle de manera suave, seguiremos el juego, pero en el momento en que la presión aumente lo suficiente para lastimarnos, diremos «NO» y pararemos de inmediato por unos segundos y luego lo reanudaremos.**

Es preciso que paremos en el momento exacto, pues si continuamos jugando, aunque sean un par de segundos más, cuando detengamos el juego ya habrá dejado de apretar y no asociará nuestra acción con el hecho de haber apretado demasiado y se quedará confundido.

Durante el jugo no debemos caer en la tentación de enfadarnos y castigar físicamente al cachorro en caso de que nos haga daño, porque de esta forma lo único que conseguiremos es generar miedo y que no quiera jugar a morder las manos o piense que somos nosotros los que no queremos, lo cual complicará el aprendizaje de la inhibición de la mordida.

2

QUÉ DEBES SABER ANTES DE LLEVAR A TU PERRO A CASA

2.1. Preparación

La prevención de conductas no deseadas empieza mucho antes de que nuestro cachorro llegue a casa. Las primeras semanas que pase en nuestro hogar serán cruciales para el resto de su vida, por lo que es muy importante que en el momento de recibirlo en casa estemos bien informados de todo lo referente a su educación y sepamos qué debemos hacer en cada situación y cómo tenemos que hacerlo, porque, como ya sabemos, ciertos errores en su educación a una edad temprana pueden marcar su personalidad y su comportamiento de por vida.

El periodo más importante en la vida de un perro es el comprendido entre el momento en que nace y el día que cumple las doce primeras semanas de edad. Todo lo que pase durante este tiempo marcará de forma pronunciada la personalidad, el carácter y el comportamiento del perro cuando sea adulto.

Esta etapa de la vida, desde que nace hasta las doce semanas, es la que conocemos como **socialización**. La socialización es el proceso que le permite aprender a relacionarse con su entorno (habituación), con las personas y con otros perros y animales en general. Dicho de forma muy simplificada, mediante la socialización distinguirá aquello que debe temer (y por tanto ante lo que reaccionar con agresividad o huyendo) de aquello que no debe temer (y, consecuentemente, ante lo que reaccionar con naturalidad).

Así que, si estás pensando en tener un perro, lo primero que debes hacer es formarte de antemano para educarlo, ya que una vez llegue a casa dispondrás de un periodo de tiempo muy limitado, y los errores cometidos en esta etapa pueden llegar a tener consecuencias difíciles de solucionar en el futuro. Puedes formarte leyendo artículos y libros como este, viendo video-tutoriales de profesionales o asistiendo a seminarios y cursos.

2.2. Cómo elegir un cachorro y cuándo llevarlo a casa

PRINCIPALES ASPECTOS QUE DEBEMOS TENER EN CUENTA ANTES DE ADOPTAR UN PERRO

1. La raza o el tipo de perro y su nivel de energía.
2. El historial de los padres.
3. El lugar donde lo adoptamos.
4. A qué edad podemos llevarlo a casa con nosotros.

La raza o el tipo de perro y su nivel de energía

Hoy en día se está imponiendo la creencia de que no importa de qué raza o tipo sea y que lo único que hay que tener en cuenta es el nivel de energía que tiene, es decir, cuán activo es. Esto es así cuando estamos ante un perro adulto, del que podemos analizar el nivel de energía jugando un rato con él o simplemente entrevistando al criador. No obstante, si se trata de cachorros, la raza (o razas, en caso de que sea mixto) es el mejor indicador para saber qué nivel de energía tendrá. **Si bien** es cierto que el nivel de energía cambiará a lo largo de su vida y es algo que no podemos determinar con precisión a una edad temprana, es preciso conocer el nivel de energía medio de la raza o las razas del cachorro.

Obviamente, la raza o razas no es el único factor determinante, ya que distintos individuos de una misma raza pueden tener niveles de energía diferentes. Por lo tanto, es aconsejable pasar un rato con los candidatos a convertirse en nuestra mascota y ver cuál de ellos tiene un nivel de energía que se adapte más a nuestro ritmo de vida. **Recuerda que cualquiera que sea el nivel de energía de un cachorro de dos meses, este se multiplicará exponencialmente al llegar a la pubertad, edad a la cual mostrará su pico máximo de actividad.**

En este proceso de selección es muy importante escuchar los consejos del criador, pues si es un buen profesional conocerá bien a los cachorros y podrá guiarnos con seguridad.

Valorando el nivel de energía medio de la raza y el que muestre el perro en cuestión a una edad temprana aumentaremos las posibilidades de acierto.

GRUPOS DE PERROS SEGÚN SU NIVEL DE ENERGÍA

- Con un nivel de energía **bajo**: suelen calmarse entre los dos y los dos años y medio de edad.
- Con un nivel de energía **medio**: suelen calmarse alrededor de los tres años de edad.
- Con un nivel de energía **alto**: se calman entre los cinco y los siete años de edad; en casos extremos, pasados los siete años.

Los más complicados son los del tercer grupo, los que tienen un nivel de energía alto. No deberíamos decantarnos por uno de estos si no tenemos experiencia con ellos, unos conocimientos mínimos sobre su cuidado y su educación y mucho tiempo para dedicarles. Necesitan estar activos casi de manera constante, tanto física como mentalmente; si los dejamos solos durante periodos de tiempo prolongados caerán en el aburrimiento, lo que puede evolucionar en una personalidad destructiva y el desarrollo de problemas de conducta graves. En cambio, quien tenga experiencia previa con estos perros seguramente conseguirá resultados estupendos en casi cualquier tipo de entrenamiento.

Algunas razas, muy de moda, que tienen un nivel de energía alto son el border collie y el pastor belga malinois. En la actualidad, por desgracia, hay gran número de ejemplares de estas razas en perreras municipales y protectoras de animales, debido, en gran medida, a la adquisición irresponsable por parte de dueños que no sabían qué clase de perro adoptaban.

Si no tenemos experiencia con perros pero, aun así, queremos realizar deportes caninos o cualquier tipo de entrenamiento, lo ideal sería escoger uno con un nivel de energía medio.

Por último, los que tienen un nivel de energía bajo son ideales para el propietario que busca un animal de compañía. Sin duda, un perro que deba pasar entre cuatro y seis horas diarias solo en casa tendrá unas probabilidades de desarrollar problemas de conducta mucho menores si su nivel de energía es bajo.

Hay que tener muy presente que, independientemente de la raza y de su buena educación, el hecho de no cubrir sus necesidades básicas hará que acabe desarrollando algún trastorno de conducta más o menos severo.

El historial de los padres

Poder conocer el historial genético del cachorro dependerá de que este sea un perro de raza con papeles, de raza sin papeles o mixto. Elegir un tipo u otro es una decisión muy personal que cada uno debe meditar con detenimiento, sopesando que, por un lado, los perros mixtos suelen vivir más años y tener menos problemas de salud, y, por el otro, que el hecho de que tengan papeles permite consultar su historial genético.

Conocer el historial genético es muy útil para cuestiones relacionadas con la salud y el comportamiento. Si bien es cierto que tanto la salud como el comportamiento dependen en gran medida de las condiciones en que se cría el perro, conviene saber que el factor genético influye mucho en ellos.

Dónde no acudir en busca de un perro

Empecemos por enumerar algunos lugares a los que, de entrada, no deberíamos ir en busca de un perro.

- Lo primero que debemos descartar son las **tiendas de mascotas**. En estos sitios se suele exponer a los cachorros en una jaula llena de virutas o retales de papel de periódico. Aparte de los problemas de socialización causados por las condiciones en las que están viviendo, la mayoría de estos cachorros harán sus necesidades en cualquier sitio cuando los llevemos a casa. Al vivir en una jaula, han aprendido que pueden hacer sus necesidades en cualquier sitio de la habitación en la que se encuentren. Para evitar esto, desde muy pequeños han de tener un rincón bien marcado donde ir al baño.

- En segundo lugar, no es recomendable comprarlo por **internet**, sobre todo cuando se requiere un pago de antemano. Se cometen muchas estafas pidiendo anticipos con la excusa de que el cachorro viene de otro país. Otra razón es que en muchas ocasiones provienen de granjas en las que se crían en condiciones lamentables.
- Por último, nunca debemos comprarlo en una **granja de perros.** Son lugares más o menos clandestinos donde se cría a los cachorros de forma masificada, sin ningún tipo de cuidado de las condiciones de vida, sanitarias o de cría. Esto hace que puedan tener no solo problemas de salud, sino también de conducta. Estas granjas suelen vender por internet y no permiten que el comprador vea a los padres de los cachorros.

Un consejo general: nunca compres un perro si no te dejan ver, por lo menos, a la madre y las instalaciones en las que se encuentran ambos.

Dónde adoptarlo

Prescindir de los lugares mencionados nos deja con dos opciones principales: los criadores profesionales y los criadores particulares. Ambas pueden ser buenas. Veamos qué factores conviene evaluar antes de decidirnos por unos u otros, ya que no todos los criadores profesionales y particulares tienen por qué ser competentes.

Como hemos visto en el apartado sobre la socialización, las doce primeras semanas de vida de nuestro cachorro son cruciales para determinar la forma en que reaccionará a estímulos externos a lo largo de su vida, por lo que es muy importante que haya estado expuesto, antes del destete, al máximo número de situaciones parecidas a las que tendrá que afrontar en el futuro.

En caso de que estemos buscando un perro que podamos tener en un piso o una casa, es ideal que el cachorro haya sido criado en una casa o, como mínimo, que el criador le haya proporcionado los estímulos típicos del hogar. Si se cría con su camada, ya tendrá el contacto suficiente con otros perros durante el periodo de lactancia: aunque esto no será suficiente para la socialización completa, es un buen primer paso que nos facilitará el trabajo una vez llevemos al cachorro a casa.

Seguramente, en el momento de la adopción no se cumplirán todos los requisitos de un buen proceso de socialización y el cachorro llevará un poco de retraso en este aspecto, por lo que deberemos tener más paciencia. Cuantos más puntos haya cubierto el criador, mayores serán las probabilidades de que nuestro cachorro se convierta en un adulto equilibrado.

A qué edad llevarlo a casa

La edad que debe tener el perro en el momento de llevarlo a casa variará en función de dos factores principales: la calidad del criador y, por nuestra parte, el conocimiento que tengamos sobre cómo proceder con la socialización y el tiempo que podamos dedicar a ello. Si el criador es un buen profesional que se preocupa de exponer a los cachorros a los estímulos que mencionábamos antes, pero a nosotros nos faltan conocimientos y tiempo para ocuparnos lo suficiente del cachorro durante las primeras semanas, lo ideal es que se quede con el criador hasta las doce semanas. En cambio, si disponemos tanto de tiempo como de experiencia, podemos llevarlo a casa cuando tenga alrededor de ocho semanas.

En el caso de que recibamos un cachorro de un criador sin experiencia que no se vuelca en la tarea de socializar a los cachorros o, simplemente, nos hemos decidido por la noble opción de adoptar, podremos llevárnoslo a casa cuando cumpla seis semanas, pero teniendo muy en cuenta que requerirá que aprendamos a llevar a cabo su socialización y le dediquemos mucho tiempo y paciencia para darle la oportunidad de convertirse en un adulto equilibrado.

Cualquiera que sea la situación, es fundamental que nos organicemos para poder pasar el cien por cien de nuestro tiempo con el cachorro, por lo menos, las dos primeras semanas que pase en casa.

Durante este primer periodo deberemos empezar a enseñarle a:

1. Ser independiente.
2 Hacer sus necesidades en su sitio.
3. No mordisquear lo que no debe.

2.3. ¿Qué adoptar, un perro adulto o un cachorro?

No quería cerrar este capítulo sin hablar de la opción más humana y mi preferida en la mayoría de los casos: la adopción de un cachorro o un perro adulto en una asociación protectora de animales. Cualquiera que sea el perro que queramos —de raza, mestizo, adulto, cachorro, grande o pequeño—, por desgracia no tendremos demasiadas dificultades para encontrarlo en una de estas asociaciones, ya que cada año se abandonan millones de perros en todo el mundo (y sí, gran parte de ellos son sacrificados sin llegar a tener una segunda oportunidad con una familia que los quiera).

Si tienes experiencia y conocimientos básicos sobre psicología canina, un cachorro de protectora puede ser tu perro ideal. Probablemente, cuando lo conozcas arrastre algunos problemas derivados de una mala socialización antes de los tres meses, pero, en la mayoría de los casos, son problemas que se solucionan con un poco de trabajo. Si no tienes experiencia con perros y aun así quieres un cachorro, la protectora también puede ser una buena alternativa. Las consecuencias de una mala socialización no son las mismas en todos los perros, y algunos toleran mejor que otros los errores cometidos durante esta etapa.

Lo ideal es hablar con una persona de la protectora que conozca al cachorro a fondo y nos pueda explicar cómo reacciona ante diferentes situaciones. En estos casos también es aconsejable que nosotros mismos hagamos alguna prueba interactuando con él y exponiéndolo a ruidos y circunstancias diversas, para ver su reacción. Es normal que el cachorro

no se muestre cómodo en situaciones nuevas para él, pero es importante que no sobrerreaccione.

Si exponemos al cachorro a un ruido nuevo como, por ejemplo, el golpe de una sartén al dejarla caer al suelo, lógicamente se asustará, pero a los pocos segundos tendría que mostrarse más curioso que atemorizado por el objeto en cuestión. No será buena señal que el cachorro escape y se quede en una esquina lo más alejado posible de la sartén. La reacción normal es alejarse tras el impacto para, a los pocos segundos, empezar a acercarse a oler la sartén con interés.

Un cachorro que no muestra curiosidad tras situaciones nuevas e inesperadas será mucho más difícil de rehabilitar: por naturaleza, los cachorros son extremadamente curiosos y, si ese no fuera el caso, se nos debería encender una luz roja de advertencia. Lo mejor será descartar a ese cachorro, a no ser que tengamos los conocimientos o recursos suficientes para ayudarlo a superar estos problemas. No olvides que un cachorro con problemas que no puedes resolver (por ti mismo o con ayuda profesional) acabará en muchos casos regresando a la protectora porque los problemas de convivencia se habrán agravado; una vez adulto y con dificultades, sus posibilidades de ser adoptado serán mucho menores.

Bajo mi punto de vista, la mejor opción para personas sin experiencia o conocimientos básicos sobre comportamiento canino es la adopción de un perro adulto que se pueda adaptar fácilmente a ellas y cuyos problemas de comportamiento concretos no interfieran en su forma de vida. De esta manera nos ahorraremos las complicaciones que entraña la educación del cachorro. En cualquier caso, a la hora de escoger lo más oportuno es seguir el consejo del responsable de la asociación, que sin duda conocerá bien a sus animales, pues suelen pasar bastante tiempo en la protectora antes de ser acogidos.

2.4. Las primeras semanas del cachorro en casa

Ahora que ya sabemos cuánta importancia tienen la socialización, dónde podemos adoptar y qué tipo de perro se adaptará mejor a nosotros, es hora de empezar a ver lo que debemos hacer durante las primeras semanas que pasará en casa.

Los objetivos del trabajo con el cachorro durante las primeras semanas serán los siguientes:

- Trabajar en la socialización.
- Enseñarle a inhibir la mordida.

- Entrenarlo a hacer sus necesidades en el sitio indicado.
- Mostrarle lo que puede morder y lo que no.

Sin embargo, antes de que nuestro cachorro llegue a su nuevo hogar, conviene haber consensuado la decisión con todos los habitantes de la casa, haber comprado los utensilios necesarios y, por supuesto, haber hecho las adaptaciones precisas en la vivienda.

Antes de lanzarse a adoptar un cachorro, es determinante que todas las personas que comparten la casa donde vaya a instalarse estén de acuerdo con la decisión de aceptar a un peludo de cuatro patas como nuevo miembro del grupo. Esto es porque cada una de las personas que vivan con él se tendrán que responsabilizar, en mayor o menor medida, de las tareas diarias indispensables para su bienestar, entre las que destaca la educación. Todas las normas (cómo y dónde va a dormir, quién lo va a sacar y cuándo, quién le dará de comer...) tienen que estar claras y bien definidas antes de que entre en casa. Estas normas pueden ser un poco flexibles, pero debemos tratar de no cambiarlas: **no hay nada más confuso para un perro que vivir en un ambiente desorganizado donde las normas varían dependiendo de quién está con él.**

Los perros, sin duda, aprenden a distinguir con quién pueden hacer según qué cosas y quién no les permitirá hacerlas, pero no es bueno que cada una de las personas con las que convive le vaya poniendo límites distintos; esto solo conseguirá que, cuando no haya nadie con él, se convierta en un animal sin ningún tipo de control.

¿Qué necesitaremos tener en casa cuando llegue el cachorro?

1. Una cama del tamaño correspondiente al del transportín.
2. Empapadores o papeles de periódico para que haga sus necesidades.
3. Un collar o arnés y una correa ligera adecuados a su tamaño.
4. Una placa para el collar con su nombre y nuestro número de teléfono.
5. Una habitación preparada para él o unas vallas de bebé con las que limitar el espacio donde tenerlo cuando no podemos estar con él.
6. Multitud de juguetes, sobre todo algunos tipo Kong con agujeros para poner comida o premios dentro.
7. Un cepillo para el pelo y un kit de limpieza dental.

8. Un bol para la comida y otro para el agua (aunque, como veremos más adelante, el bol de la comida no lo usaremos durante las primeras semanas).
9. Un transportín adecuado al tamaño que tendrá el perro cuando sea adulto. Debe ser lo bastante grande para que pueda ponerse de pie y darse la vuelta.

Por lo menos durante las dos primeras semanas de adaptación, no debemos modificar la alimentación del cachorro. Así que acuérdate de hablar de antemano con el criador o la persona que se haya ocupado de él para saber con qué lo estaba alimentando.

El área delimitada para el cachorro en las primeras semanas ha de tener espacio suficiente para el transportín, el bol del agua y unos empapadores colocados como mínimo a un metro de distancia de su cama, que estará dentro del transportín. Unos dos o tres metros cuadrados, sin contar el transportín, serán suficientes.

Durante las primeras semanas no es conveniente que tenga libre acceso a toda la casa sin nuestra supervisión directa. Pensemos que cualquier error que cometa tenderá a repetirse, por lo que evitar los errores durante estas primeras semanas es esencial para su educación.

Soy consciente de que a nadie le gusta la idea de confinar a un cachorro a una parte de la casa, por eso tenemos que comprender que únicamente lo hacemos para garantizar que de adulto sea un perro educado con total libertad para moverse por toda la casa. Por desgracia, cuando los dueños dan libertad al cachorro desde el primer día, sin dedicar el tiempo suficiente a su educación, en muchos casos destroza la casa y entonces lo confinan al jardín o a la terraza, si no lo llevan a la perrera.

Para que nuestro cachorro aprenda a disfrutar de su zona de confinamiento y del transportín, le dejaremos siempre varios juguetes tipo Kong con comida dentro. Estos juguetes tienen agujeros diseñados para esconder comida o premios y suelen ser bastante resistentes. Durante las primeras semanas no deberíamos ponerle la comida en un bol, sino que es mejor usar este recurso.

Esconderle la comida en los juguetes nos sirve para:

1. Mantenerlo ocupado durante las horas muertas del día.
2. Fomentar el gusto por el transportín. Mientras está ahí, el cachorro disfruta de la comida que va cayendo del juguete, lo cual hace que el transportín se convierta en su rincón favorito.
3. Aficionarlo a morder sus juguetes, con lo que conseguiremos que los prefiera a cualquier otro

objeto que se pueda encontrar por la casa en el futuro. Esto contribuirá a evitar destrozos.

4. Ayudarlo a dar salida a su energía, ya que comer le costará trabajo, tanto físico como mental.

Vistas las utilidades anteriores, es fácil apreciar los beneficios de los juguetes frente al bol habitual. El juguete con comida potencia el aprendizaje y sirve de entretenimiento en varios periodos prolongados del día. Ganarse su comida extrayéndola de los juguetes con agujeros se convertirá en una de sus actividades favoritas. Y, créeme, no hay nada peor, tanto para él como para nosotros, que un perro aburrido.

Cómo enseñarle a que haga sus necesidades en su sitio

Ya hemos hablado largo y tendido sobre la socialización y la inhibición de la mordida y cómo podemos trabajar estos temas con nuestro cachorro. Ahora nos centraremos en su educación en lo tocante a hacer las necesidades.

Los perros tienen unos hábitos y preferencias que debemos tener presentes cuando les enseñemos a hacer las necesidades en su sitio. Son los siguientes:

- Prefieren las superficies porosas, por lo que es aconsejable evitar que tenga alfombras, moquetas o sofás a su alcance.
- Tienden a no orinar donde han defecado, por lo que es preciso recoger los excrementos inmediatamente después de que los haya depositado. De lo contrario puede que orine fuera de la zona indicada.
- Se acostumbran muy fácilmente a superficies específicas para hacer sus necesidades, de modo que si le hemos enseñado a hacer sus cosas en el césped tenderá a preferir el césped a cualquier otra superficie. Es preciso recordarlo a la hora de enseñarle. Si queremos que en el futuro haga sus cosas en un tipo de superficie determinado, podemos acostumbrarlo desde pequeño a dicha superficie.
- Evitan, en la medida que les sea posible, hacer sus necesidades en el sitio donde duermen, una costumbre que usaremos a nuestro favor cuando los eduquemos.

Disponer de una zona o área de confinamiento es básico para que aprenda a hacer las necesidades en su sitio y a morder únicamente sus juguetes, como explicaremos en el siguiente apartado.

Durante estas primeras semanas, cuando no podamos estar atentos al cachorro deberemos tenerlo en su zona de confinamiento o atado a nosotros con una correa de alrededor de un metro y medio o dos metros de longitud.

Si el cachorro no ha aprendido con el criador a hacer sus necesidades en una superficie específica, por ejemplo, periódicos o empapadores, deberemos reducir el área de confinamiento al transportín, a una zona con empapadores y al bol de agua. De esta forma, debido a que evitará siempre que le sea posible hacer sus cosas en la cama, el único lugar de que dispondrá será la zona asignada para eso. Y, como ya hemos señalado, cuando se acostumbran a hacer sus necesidades en una superficie determinada, mantienen una preferencia por dicha superficie, así que a los pocos días podremos ampliar su zona de confinamiento al espacio indicado anteriormente de un par de metros cuadrados. No obstante, nunca debe pasar largos periodos de tiempo en la zona de confinamiento.

En los ratos en que podamos supervisar al cachorro lo tendremos con nosotros fuera de la zona limitada, y cuando advirtamos que ha de hacer sus necesidades, lo llevaremos a su área. Estos momentos son principalmente:

- Al despertarse.
- Después de comer.
- Después de beber.
- Después de jugar.

Además de en estas ocasiones, lo acompañaremos a su lavabo cada hora y lo dejaremos ahí hasta que haga sus cosas. Si a los cinco minutos no las ha hecho, podemos sacarlo, pero deberemos prestarle especial atención durante un rato, ya que muchas veces no aguantará hasta el siguiente turno.

Por lo general, los perros, antes de hacer sus necesidades, olfatean la zona para elegir el lugar donde hacerlas. Esto nos viene bien para adelantarnos, llevarlo a su sitio y evitar accidentes. No olvides que cuantos más accidentes tenga, más tenderá a repetirlos.

Y recuerda que si no puedes prestar toda tu atención al cachorro, debes dejarlo en su zona delimitada.

Cómo evitar que haga destrozos

Como decíamos anteriormente, el confinamiento también es vital para que no haga destrozos y aprenda que solo puede morder o roer sus juguetes.

Los juguetes con comida también le vendrán bien para ello, pues le ayudarán a acostumbrarse a pasar ratos solo sin sufrir ansiedad. Como disfrutará de ellos más que de cualquier otro objeto de la casa, aprenderá a no hacer destrozos en nuestras pertenencias.

Toda su comida, durante las primeras semanas, se la daremos distribuida a lo largo del día dentro de sus juguetes. Además, nos aseguraremos de ponerle un par de juguetes con comida en el transportín cada vez que vayamos a dejar al cachorro en su zona de confinamiento.

Con esto no solo conseguiremos que se quede contento en su zona, sino también que disfrute de sus ratos de soledad en su cama. Si después de jugar con él lo dejamos encerrado sin nada que hacer y nos vamos a otra habitación o nos sentamos en el sofá, empezará a molestar con ladridos, lloros y alborotos para atraer nuestra atención, y al final adquirirá comportamientos no deseados. Comportamientos que, sin duda, repetirá más adelante cuando lo dejemos solo en casa.

Estos juguetes, al soltar trocitos de comida según va mordiéndolos o jugando con ellos, se convierten en sus mordedores favoritos, de modo que después, cuando lo dejemos suelto por la casa y lleguen los momentos de aburrimiento en los que necesita morder algo, se decantará por ellos antes que por otros objetos no permitidos.

Por otro lado, es muy importante ofrecerle juguetes de distintas texturas. Los perros, sobre todo cuando son cachorros, disfrutan experimentando con todo tipo de texturas, cosa que hacen con la boca, a fuerza de morder o roer. Es por esto por lo que cuantas más texturas distintas conozca el cachorro gracias a los juguetes, menor será su necesidad de experimentar con objetos que no queremos que rompa. No hay duda de que cualquier textura nueva le resultará enormemente atractiva.

El periodo durante el que debemos mantenerlo en su zona de confinamiento cuando no nos es posible vigilarlo variará mucho de un caso a otro. Cuando termine este periodo, lo ideal será ir soltándolo de forma progresiva. Después de tres o cuatro semanas sin que se cometa ningún error en los momentos de supervisión (y sin que sea necesaria nuestra ayuda para redirigirlo) podremos empezar a dejarlo suelto a ratos en la habitación donde se encuentra la zona de confinamiento. Si una vez que tenga libertad para estar suelto por toda la habitación se produce algún accidente, volveremos a recurrir al confinamiento durante otras dos o tres semanas.

Por el contrario, en cuanto pase dos o tres semanas suelto en la habitación sin cometer errores, será el momento de ampliar su zona permitida a la habitación contigua, al pasillo..., y así sucesivamente hasta que tenga acceso a todas las zonas de la casa adonde queramos que pueda acceder de adulto.

Si durante la etapa de ampliación de su zona el cachorro comete algún error, por pequeño que sea, volveremos al área de confinamiento anterior, y si los errores persisten, tendremos que regresar al área de confinamiento original. Como ya hemos dicho, repetir un error aumentará las probabilidades de que dicho error se convierta en una costumbre o comportamiento no deseado, por lo que no es aconsejable arriesgarse, sino aplicar cuanto antes las medidas oportunas.

Cuanto mayor sea el área de confinamiento de un cachorro en periodo de educación, mayores serán las probabilidades de que cometa errores. Recuerda siempre que los errores tienden a repetirse y a originar problemas de conducta que resultan en perros adultos aislados en jardines o balcones, abandonados o en refugios.

2.5. La temida etapa de la adolescencia

En este apartado nos centraremos en cómo proseguir con la educación de nuestro cachorro desde que puede a salir a la calle hasta la edad adulta. Los perros alcanzan la edad adulta a los dos o tres años, en función de su raza y su tamaño.

La fase crítica de la socialización se extiende desde el nacimiento hasta que tiene tres o cuatro meses. Sin embargo, realizar un trabajo adecuado con él en esta etapa no significa que vaya a socializar correctamente el resto de su vida. La socialización es un proceso en el cual debemos trabajar hasta que sea adulto, e incluso entonces lo mejor es mantener un contacto esporádico con aquello a lo que pueda verse expuesto.

La adolescencia es un periodo en el que hasta los cachorros más sociables pueden mostrarse hostiles con otros perros, sobre todo con los del mismo sexo. Esto se explica porque empiezan a desarrollar su carácter o personalidad y suelen mostrarse más inseguros, y la inseguridad en ocasiones desemboca en riñas o peleas con otros perros.

Durante esta etapa constatamos la importancia de que tenga una buena inhibición de la mordida, ya que gracias a ello las peleas por lo general no tendrán consecuencias graves. Si en alguno de estos rifirrafes provoca daños considerables al otro, es muy probable que se deba a que no ha aprendido a inhibir la mordida y no controla su fuerza. En estos casos, la rehabilitación es más complicada y necesitaremos la ayuda y el asesoramiento de un buen profesional.

Después de una pelea es hasta cierto punto normal ver un poco de sangre en las partes más sensibles, como pueden ser las orejas y los labios. Más grave sería encontrar heridas que sangran en otras zonas del cuerpo, como el cuello, el lomo, el pecho o incluso las patas.

Recuerda que enseñar a un cachorro a inhibir la mordida a una edad temprana es extremadamente fácil, pero hacerlo a partir de los cuatro o cinco meses puede resultar muy difícil y en algunos casos ya será demasiado tarde, sobre todo en perros de más edad.

De ahora en adelante, en este apartado, consideraremos que hemos hecho los deberes y nuestro cachorro tiene una buena inhibición de la mordida.

El problema que generan estas primeras peleas o rifirrafes, que acostumbran a ser bastante escandalosos, es que después de ver que ha iniciado un par de riñas nos preocupamos y tendemos a evitar a los demás perros, con lo cual dañamos su socialización, un proceso que debería mantenerse de por vida. Esta forma de actuar agrava la situación, ya que se desocializa y se puede volver agresivo con los otros perros.

Por otro lado, aunque no dañe a los demás en los rifirrafes que tenga, cualquier incidente será incómodo para ti, para el dueño del otro perro y para los perros implicados. Así que no dejes que los pequeños altercados que puedan producirse al principio te lleven a aislarlo. Lo único que conseguirás aislándolo es empeorar el problema, y esto es algo que no puedes ignorar. Si necesitas la ayuda de un profesional, cuanto antes contactes con él, mejor.

Al igual que las personas, nuestro perro se llevará mejor con unos congéneres que con otros, y la única forma que tiene de mostrar sus discrepancias es mediante los gruñidos, la evitación y, en algunos casos, las peleas. Que se pelee con otro muy esporádicamente no tiene por qué ser indicativo de una mala socialización, pues a lo largo de su vida todos los perros se encontrarán en su camino con alguno con el que no se lleven bien. Si ha tenido una buena socialización y ha aprendido a inhibir la mordida a la edad adecuada, bastará con que tratemos de seguir unos pasos simples para que no se malogre el trabajo realizado y que ambas aptitudes queden bien establecidas para el resto de su vida.

PARA LA SOCIALIZACIÓN:

- Pasearlo por una zona distinta cada día. Llevarlo siempre por el mismo camino hará que se acostumbre a la ruta y podría llegar a provocarle miedos en situaciones nuevas.
- Llevarlo dos o tres veces por semana como mínimo a diferentes parques para perros. Si lo llevamos a uno solo, acabará acostumbrándose a los perros y las personas de ese parque y puede tener problemas con nuevos contactos.
- Seguir invitando a gente a casa durante los próximos meses, por lo menos una vez por semana.
- Cuando alguien se acerque para acariciarlo por la calle, pedirle que le de uno de sus premios (que siempre llevaremos con nosotros).

- Premiarlo en la calle, sobre todo cuando nos encontremos con niños, patinetes, bicis, motos... Cualquier situación que en el futuro pueda ser problemática, es mejor positivarla ahora. Cada vez que nos encontremos con algo nuevo para nuestro cachorro, es importante darle algún premio para asegurarnos de que no lo asocie con algo incómodo para él. Más vale prevenir que curar.
- Acicalarlo de forma rutinaria, tanto nosotros como otras personas, conocidas y desconocidas, para que esté bien acostumbrado a que cualquiera le toque cualquier parte del cuerpo.

PARA LA INHIBICIÓN DE LA MORDIDA:

- Dejar que siga jugando con otros perros, por lo menos dos o tres veces por semana.
- Alimentarlo de vez en cuando con la mano, cerrándola y abriéndola y retirándola si en algún momento nos hace daño.
- Jugar con él simulando el juego de dos perros, como explicábamos en el apartado de la inhibición de la mordida.

Los primeros paseos para un futuro sin problemas

Por norma general, no deberíamos sacar a nuestro cachorro a la calle hasta que le hayamos puesto todas las vacunas. El proceso de vacunación suele terminar a los tres o cuatro meses de edad, pero el veterinario será el encargado de explicarnos cuándo puede salir a pasear y qué riesgos y medidas preventivas es preciso tomar.

La calle será un sitio desconocido con multitud de estímulos nuevos para nuestro cachorro, por lo que es fundamental que minimicemos su estrés tanto como nos sea posible. Para ello, unos días antes de empezar a sacarlo a dar sus paseos diarios es conveniente practicar en casa. En muchos casos, el collar o arnés y la correa, así como la presión que ejercen, son algo nuevo e incómodo para él, de modo que no esperaremos a ponérselos por primera vez el día que vayamos a sacarlo a la calle.

Comenzaremos poniéndole el collar antes de darle un juguete relleno de comida y se lo quitaremos a los pocos minutos. Repetiremos esto varias veces al día hasta que veamos que el cachorro se siente perfectamente cómodo con el collar. Este será el momento de acostumbrarlo a la correa siguiendo el mismo proceso. Si el cachorro reacciona bien, podremos empezar a andar siguiéndolo por la casa evitando que haya tensión en la correa.

El siguiente paso será quedarnos quietos con el extremo de la correa en la mano y cuando notemos que empieza a haber algo de tensión, llamar al cachorro mostrándole un premio y dárselo en cuanto venga a nosotros.

Poco a poco empezaremos a dar paseos por casa con la correa, decidiendo nosotros qué dirección tomamos e incentivando al cachorro con premios para que nos siga (sobre todo si al sentir tensión en la correa se bloquea).

Los premios son un recurso muy valioso para lograr que le guste seguirnos allá donde vayamos. Piensa que el cachorrillo al que ahora controlas sin problemas está creciendo y que la fuerza puede no ser suficiente para dominarlo dentro de unos meses, cuando su peso y su nivel de energía sean mucho mayores.

No te confíes ni seas tacaño a la hora de premiarlo. Recuerda que los premios de los que estamos hablando son su comida habitual. Lo único que debes tener en cuenta es no sobrepasar la cantidad diaria de comida recomendada.

Incluso si ves que en casa te sigue sin problemas, no olvides que estás en un entorno con una cantidad de distracciones prácticamente insignificante comparada con la que habrá dentro de unos días en la calle. Hasta el perro más obediente en casa puede dar algún problema que otro a la hora de obedecer en un entorno nuevo con estímulos tan potentes como los ruidos, los olores, los coches, las bicis, los niños e incluso la presencia de otros perros, entre otros muchos más.

Recuerda que durante los primeros meses no deberíamos usar el comedero para alimentarlo, ya que hacerlo sería desperdiciar la mejor herramienta que tenemos para criar a un perro educado y equilibrado.

Una vez que el veterinario nos dé luz verde para sacar al cachorro a la calle y él se sienta cómodo paseando con la correa por casa, habrá llegado el momento de enseñarle a tener buenos modales fuera.

El método para enseñarle a salir a la calle tranquilo y sin tirar de la correa es el mismo sean cuales sean su edad o los vicios que haya adquirido, pero resultará mucho más efectivo si lo aplicamos desde el primer día. Si ya es adulto y se pone muy nervioso cuando lo vamos a sacar, se puede corregir su actitud siguiendo los pasos que vamos a explicar con unas pequeñas modificaciones, aunque lograr el objetivo nos llevará más tiempo y requerirá mucha más paciencia por nuestra parte.

La recompensa de todo el proceso que detallamos a continuación será el hecho de salir a la calle, por lo que no debemos ofrecer premios comestibles; añadir comida en este caso puede aumentarle la excitación.

1. Lo primero que haremos será llamarlo, pedirle que se siente y ponerle el collar o arnés y la correa. Si no se sienta al instante y se muestra muy nervioso, esperaremos a que se siente y esté calmado para ponérselos.
2. Nos dirigiremos a la puerta de la calle y, antes de abrir, le pediremos que se siente de nuevo. No abriremos la puerta hasta que se haya sentado y esté calmado.
3. Abriremos la puerta, saldremos con el cachorro y volveremos a pedirle que se siente antes de iniciar la marcha.

Con los perros que no han realizado este proceso desde el primer día será conveniente introducir ciertas modificaciones, puesto que muy probablemente, tanto si son cachorros como adultos, se sobreexcitarán al intuir que vamos a sacarlos a la calle. En estos casos seguiremos el proceso siguiente:

1. Nos pondremos de pie y lo llamaremos con el collar en la mano. Al vernos de pie pero sin movernos, es más que probable que empiece a saltar, correr e intentar llamar nuestra atención. Una de sus formas de llamar la atención será hacer alguno de los trucos que le hemos enseñado, pero nosotros lo ignoraremos hasta que haga el

de sentarse. Si practicamos a menudo este truco, podemos estar seguros de que tarde o temprano lo hará.

2. En ese momento, nos agacharemos y le pondremos el collar. Si cuando vamos a hacerlo se levanta, no se lo pondremos, sino que volveremos a incorporarnos. Habrá que repetir este paso tantas veces como sea necesario, pero sin pedirle que se siente. Se trata de trabajar su autocontrol, por lo que debe sentarse sin que se lo pidamos explícitamente.

3. Una vez que ya tenga puestos el collar o el arnés y la correa, nos dirigiremos a la puerta, nos pararemos justo delante y esperaremos a que se vuelva a sentar por voluntad propia (sin pedírselo).

4. Cuando esté sentado, abriremos la puerta y si se incorpora sin haberle pedido que pase, volveremos a cerrarla. Repetiremos esta acción las veces que haga falta.

5. Después de traspasar la puerta, aguardaremos de nuevo a que se siente. Cuando lo haga, realizaremos el proceso completo otra vez sin dar el paseo.

Después de cuatro o cinco repeticiones del proceso completo, debería sentirse mucho más relajado, y será entonces cuando podremos iniciar el paseo.

Que salga más relajado tras el cuarto o quinto ensayo no quiere decir que haya aprendido a controlar la excitación antes de salir a la calle, pero seguramente los días siguientes necesitaremos repetir menos veces el proceso, que se irá acortando poco a poco. Pasados unos días o unas semanas, sabrá controlar la ansiedad ante los paseos.

3

PREVENCIÓN DE MALAS CONDUCTAS Y MODIFICACIÓN DEL COMPORTAMIENTO

3.1. Pasear por la calle sin tirones de correa

Tirar de la correa es un problema de conducta que se aborda de forma muy parecida tanto cuando deseamos prevenirlo como cuando queremos modificar la conducta (es decir, cuando ya tiene el vicio de tirar de la correa en los paseos), pero, como ocurre con cualquier problema de conducta, prevenirlo es mucho más fácil y rápido que tratarlo una vez que está bien arraigado.

 PLAY

https://adiestramientoenpositivo.org/videos/junto/

Por naturaleza, si un perro quiere ir en una dirección, tomará esa dirección. Imaginemos que durante el paseo detecta un olor de orín cinco metros a la derecha de la trayectoria que llevamos. Lo lógico y natural es que se desvíe del camino para olerlo. Tras desviarse, a cierta distancia notará que la correa se pone tensa y le impide seguir avanzando, por lo que su naturaleza le hará ejercer más presión para poder avanzar. Si en ese momento nos dejamos llevar y cedemos de tal forma que llegue a su destino, habremos reforzado esa conducta. Involuntariamente le habremos premiado por tirar de la correa y, por tanto, tenderá a repetir este comportamiento. Es como si cada vez que diera un tirón a la correa le ofreciéramos una galleta.

¿Cómo lo modificamos?

Lo primero y más importante es que entienda que tirar de la correa no es la solución. Sin embargo, esto por sí solo no evitará que lo haga, sobre todo si ya tiene este vicio. Por tanto, nuestra estrategia debe ser esta:

1. Si tira de la correa para llegar a algún lugar, retrocederemos o cambiaremos de dirección de inmediato, para que relacione el hecho de tirar de la correa con alejarse del sitio al que quiere ir.

2. Únicamente iremos en la dirección que quería cuando no haya tensión en la correa.

Esto lo haremos de la siguiente manera: **tan pronto como empiece a tirar de la correa, nos pararemos en seco y, mientras lo llamamos, retrocederemos en dirección contraria a la que él quería tomar (si es posible). Cuando la tensión desaparezca, volveremos a girar e ir en la dirección que quería. Si la tensión aparece otra vez, repetir la acción hasta que consigamos llegar al sitio sin que tire de la correa.**

En algunas ocasiones nos encontraremos con que, por cualquier motivo, no podemos recompensarlo dejándolo ir al sitio que quiere. Por ejemplo, cuando ve basura en el suelo y quiere ir a comérsela. Para estos casos, y para otras muchas situaciones, deberíamos llevar siempre algo de comida con nosotros para premiarlo. Nos servirán desde trocitos de pollo o salchicha hasta galletitas o premios secos que se venden ya preparados, que no serán tan tentadores pero sí menos engorrosos. Estas recompensas, dadas de manera constante, son muy importantes en los primeros meses, hasta crear un hábito. Con el tiempo, aprenderá, sin premios, que la única opción de conseguir lo que quiere es no tirar de la correa.

UN CONSEJO

Antes de soltarlo en el parque para que juegue a la pelota contigo o con otros perros, pídele que se siente para evitar tirones y rebajar su estado de nervios. En pocas semanas sabrá que la diversión no empezará hasta que se siente.

3.2. «Mi perro me salta encima cuando llego a casa. ¿Cómo lo corrijo?»

¿A quién no le gusta ver que su nuevo cachorro se emociona y empieza a brincar de alegría cuando llegamos a casa después de un duro día de trabajo? Pero ¿es esto bueno para él? ¿Y para nosotros? En este apartado veremos qué podemos hacer para evitar y mejorar esta situación.

Lo primero que debemos saber es que el cachorro crecerá y lo que ahora nos puede parecer gracioso no lo será tanto cuando crezca y al saltar nos dé con las patas delanteras en la cara. Lo segundo es una cuestión relacionada con su salud mental y su bienestar. Que se alegre cuando llegamos a casa es algo totalmente normal, pero que no debemos confundir con la desesperación. Este tema lo trataremos con más detalle en el apartado acerca de la **ansiedad por separación**. Que un perro se desespere cuando el dueño regresa a casa es un indicativo claro de exceso de apego y dependencia, en definitiva, una señal de que sufre cuando está solo. Ahora vamos a centrarnos en cómo trabajar para que no nos salte encima cuando entramos en casa.

Recién llegados a casa, intentará reclamar toda nuestra atención. En la mayoría de los casos, sus niveles de energía se disparan debido al estado de nervios que le ocasiona vernos, de tal manera que el resultado es un perro corriendo sin control alguno e intentando interactuar con el dueño de cualquier forma, normalmente saltándole encima. En estas situaciones reñirlo no solo es inútil, sino también contraproducente. Recordemos que su objetivo es llamar nuestra atención. Al reñirlo, sea gritando sea empujándolo, lo que hacemos es darle atención. Aunque se trate de una atención negativa, en ese momento la prefiere a ser ignorado. Así, lo que para nosotros es un castigo para él es un refuerzo positivo.

En estos casos, el truco está en ignorarlo mientras salta y dedicarle atención solo cuando esté con las cuatro patas en el suelo y calmado (o mejor aún, cuando esté sentado o tumbado). Si esto lo hacemos desde el primer día que convive con nosotros, no deberíamos tener problemas en el futuro.

No obstante, si ya tiene este hábito procederemos de otra manera. Deberemos empezar a trabajar este aspecto en un periodo en el que podamos estar tres o cuatro días en casa. Durante este tiempo iremos saliendo de casa varias veces al día un par de minutos (si estamos ausentes durante más rato, su desesperación aumentará y el animal será incontrolable) y volveremos a entrar. Entonces lo ignoraremos cuando nos salte encima y le daremos la espalda, manteniendo los brazos cruzados en el pecho y sin mirarlo a los ojos. Si se pone a saltar delante de nosotros, volveremos a darnos la vuelta, hasta que se calme y deje de saltar. En ese momento podemos darle un par de palmadas y seguir con lo que estábamos haciendo.

En caso de que creamos que con este ejercicio va a hacernos daño (con las uñas o la boca, tirándonos al suelo...), nos pondremos en manos de un profesional para que nos ayude a corregir la conducta del perro. También recurriremos a un profesional si en el corto periodo de tiempo en que nos ausentamos, de dos o tres minutos, se pone incontrolable, ya que esto puede indicar que existe un problema más grave.

Algunos perros, al ver que son ignorados, se excitan más. En este caso le demostraremos que nos hemos percatado de su presencia, pero seguiremos con lo que estamos haciendo, sin prestarle demasiada atención y evitando tener contacto con él hasta que se calme.

Otra posibilidad, si nuestro perro sabe sentarse a la orden, es pedirle que se siente cuando entramos por la puerta y darle atención únicamente cuando cumpla lo que le hemos pedido. La atención nunca debe ser excesiva, ya que esto solo serviría para que los niveles de excitación volviesen a dispararse. En caso de que se levante nervioso, lo ignoraremos otra vez.

Pasados estos tres o cuatro días, aunque nos parezca que ha aprendido a controlarse, es probable que tras una ausencia más prolongada nos dé la sensación de que el problema ha vuelto a empeorar. Se pondrá mucho más nervioso, como hacía antes de practicar el ejercicio. Aun así, si durante esos cuatro días hemos hecho un buen trabajo, nos debería costar menos que se calme.

Este ritual de la llegada a casa ha de repetirse de por vida y toda la familia ha de estar de acuerdo en practicarlo para no confundir al perro. A partir de ahora, nunca le prestaremos atención si se nos sube encima sin habérselo pedido. La rapidez con que veremos mejoras dependerá de lo arraigado que esté este comportamiento, pero conseguir resultados claros suele llevar varias semanas.

3.3. Ansiedad por separación

Tal y como recoge *Wikipedia*, el trastorno de ansiedad por separación (TAS) es una condición psicológica, clasificada dentro del espectro de los trastornos de ansiedad, en la cual un individuo, en este caso un perro, presenta una excesiva ansiedad causada por la separación del hogar o de las personas con quienes tiene una fuerte relación de apego.

SÍNTOMAS DE LA ANSIEDAD POR SEPARACIÓN

1. Signos de estrés tras la separación del sujeto motivo del apego.
2. Preocupación persistente y excesiva por perder al sujeto motivo del apego.
3. Preocupación persistente y excesiva por cualquier acontecimiento que implique la separación del sujeto motivo del apego.
4. Temor excesivo a estar solo.

Cuando se trata de los perros, estos síntomas suelen desembocar en problemas de comportamiento cuando los dejamos solos: hacen destrozos, orinan y defecan dentro de casa, nos siguen con ansia cuando anticipan que vamos a irnos, ladran con persistencia, se autolesionan las patas a fuerza de rascar la puerta o la ventana, nos reciben con una euforia desmedida cuando volvemos...

Hemos de tener en cuenta que la ansiedad por separación puede presentarse con la ausencia de una persona determinada o de varias personas, lo que se conoce como **hiperapego**. En estos casos, la desesperación aparecerá cuando falte uno de los miembros de la familia, aunque no lo dejemos solo y tenga la compañía del resto.

Algunos autores hacen hincapié en las diferencias entre los distintos trastornos de comportamiento anteriores usando diversas terminologías, pero para simplificar y no emplear tecnicismos, nos referiremos a todo lo anterior como trastorno de ansiedad por separación.

Al contrario que el tratamiento, la prevención de este trastorno es muy sencilla. Si seguimos los pasos mencionados en el apartado «Las primeras semanas del cachorro en casa» y acostumbramos a nuestro perro, según va creciendo, a pasar ratos consigo mismo mientras realiza actividades que le gustan —por ejemplo, entretenerse con juguetes—, en el futuro no será extremadamente dependiente de ningún miembro de la familia y, por tanto, las posibilidades de que desarrolle ansiedad por separación se reducirán al mínimo.

Los primeros síntomas del hiperapego hacia nuestra persona quizá nos parezcan graciosos y nos suban el ego, pero si no los eliminamos a tiempo pueden convertirse en un problema difícil de solucionar. A todo el mundo le gusta ser el favorito de su perro,

pero la línea que separa una simple preferencia y el hiperapego es muy fina, así que nunca fomentes estos comportamientos.

Cuando ya es adulto, en ocasiones aparece ansiedad por separación de forma repentina, lo que suele ser el resultado de haber sufrido un trauma mientras estaba solo, provocado, por ejemplo, por ruidos fuertes como los de una alarma, unos petardos o una tormenta. También puede desencadenarse debido a un cambio de horario repentino, es decir, no muestra ninguno de los síntomas de la ansiedad por separación durante el periodo en que normalmente estamos ausentes, pero si nos retrasamos, desde la hora en que deberíamos regresar hasta el momento en que llegamos, siente ansiedad y desarrolla algunos de los comportamientos mencionados anteriormente.

El tratamiento es algo más complicado y, en los casos más severos, se precisa asistencia profesional e incluso medicación. Aun así, nunca debemos usar la medicación como solución única: es una ayuda que ha de ser administrada paralelamente a los ejercicios y el trabajo indicados por el experto en conducta canina. Cualquier mejora debida en exclusiva a la administración de fármacos desaparecerá en el momento en que abandonemos la medicación.

La solución que proponemos consiste en ir aumentando paulatinamente los ratos en que lo dejamos solo, sin alargarlos nunca de forma repentina, y manejando tiempos en los que se sienta cómodo. Es conveniente que si durante el periodo de «rehabilitación» todas las personas de la casa se han de ausentar por un tiempo prolongado (un tiempo mayor al que tolere según el punto de la rehabilitación en el que se encuentre), organicemos con antelación una alternativa, buscando un lugar adonde llevarlo o contactando con alguien que pueda acudir a hacerle compañía, ya que si hemos conseguido que sobrelleve sin problemas una ausencia de quince minutos y de repente lo dejamos solo durante cuatro horas, tendremos que empezar de nuevo todo el proceso.

Asimismo, es muy importante, tanto para el tratamiento como para la prevención, evitar las despedidas y los recibimientos exagerados. Por ello, como nuestro perro debe tener su lugar, sea la cama sea el transportín, antes de salir lo enviaremos a su sitio y, cuando esté allí, nos marcharemos.

Una forma de ayudarle a que no se percate tanto de nuestra salida es darle, un rato antes, un juguete relleno de comida, eso sí, sin seguir nunca el mismo patrón. Debemos darle ese mismo juguete relleno en multitud de ocasiones en las que no vayamos a salir de casa. Los perros son animales de costumbres y aprenderán muy rápido a anticipar nuestra marcha.

En cuanto detectemos muestras de ansiedad por

separación, es muy conveniente hacer varios simulacros de salidas, sin llegar a irnos de casa, a lo largo del día. De esta forma le será más difícil anticipar nuestra partida y, por tanto, se sentirá menos ansioso. Por último, como decíamos, a la hora de volver a casa debemos mantener la calma de igual manera que cuando nos vamos.

Para más información referente al ritual de entrada, véase el apartado «Mi perro me salta encima cuando llego a casa. ¿Cómo lo corrijo?».

Para más información sobre cómo trabajar estos aspectos, te aconsejo que veas nuestro vídeo de YouTube «¡No más LLORAR ni DESTROZAR! Tips para enseñar a tu perro a quedarse solo. Ansiedad por separación».

3.4. «Mi perro salta encima de la gente que viene a casa o que se encuentra en los paseos. ¿Cómo lo corrijo?»

Ya sabemos qué hacer para que nuestro perro no nos salte encima cuando llegamos a casa, pero ¿qué ocurre si también salta encima de otras personas, conocidas o desconocidas? Aunque el problema parezca muy similar, la forma de resolverlo es totalmente distinta.

La técnica que vamos a explicar a continuación podría usarse en ambas situaciones y nos ayudará a solucionar problemas tales como:

1. Que salte encima de las visitas que vienen a casa.
2. Que salte encima de la gente con la que se encuentra por la calle.
3. Que nos salte encima a nosotros al llegar a casa. En este caso, necesitaremos la ayuda de otro miembro de la familia con una buena conexión con el perro.

Para modificar esta conducta solo nos hace falta un collar o arnés y una correa.

La técnica consiste simplemente en, con el perro atado, simular las situaciones en las que tiene este comportamiento. Tan pronto como la persona a la que le salta encima se acerque, tanto en la calle como en casa, le pediremos que se siente y haremos que mantenga esta postura empleando la correa.

Si se sienta y se queda sentado por sí mismo, pediremos a la persona que lo salude con unas caricias, evitando la efusividad tanto en los gestos como en la forma de hablar. Si no se sienta o, una vez sentado, se mueve, no dejaremos que la otra persona se acerque a saludarlo.

A algunos perros les costará más que a otros asimilar que no van a recibir atención hasta que estén sentados y relajados, pero una vez consigamos que el nuestro lo comprenda, la modificación de la conducta se dará como por arte de magia. **Lo importante es no recompensarlo si salta encima de alguien. Puede ser que en algún momento nos despistemos y lo haga, entonces lo apartaremos, le pediremos que se siente y hasta que no se mantenga en esta posición no dejaremos que la persona lo salude.** Como toda nueva conducta, que se convierta en un hábito y pase a ser su nueva forma de relacionarse con la gente requerirá un tiempo.

3.5. Perros reactivos (agresivos)

Un perro reactivo es aquel que no gestiona bien la información de su entorno y responde a los estímulos con comportamientos incontrolables y desproporcionados. Un perro reactivo no tiene por qué ser agresivo. Es fundamental saber que cuando un perro muestra un nivel de reactividad a un estímulo entre moderado y alto, es necesario trabajar bajo la estrecha supervisión de un profesional para evitar accidentes o empeorar el problema. Si hay peligro de que en alguna circunstancia no controlemos la reacción de nuestro perro, la ayuda de dicho profesional también será imprescindible.

Ten muy presente que un perro reactivo puede ocasionar daños de diversa consideración, por lo que, si decides solucionar este problema de conducta por ti mismo, debes ser consciente de que te expones a ciertos riesgos y asumir que lo haces bajo tu responsabilidad. Un problema de reactividad mal tratado puede tener consecuencias desastrosas.

En este apartado abordaremos el tema de forma general para que tengas una idea del proceso que se debe seguir y puedas evaluar si el profesional con el que has contactado aplica métodos basados en técnicas positivas u otros basados en técnicas tradicionales que se apoyan en el miedo o en el dolor.

Salvo excepciones, un método muy útil en la mayoría de los casos y las situaciones es trabajar primero a distancia e ir acercando poco a poco el perro al estímulo que provoca la reacción, manteniéndolo atento a un refuerzo positivo que usaremos como distracción, de tal forma que pierda el miedo al estímulo o la desconfianza que este le provoca, que eran la causa de la reacción no deseada.

En general, los perros reactivos (agresivos) reaccionan así por miedo o desconfianza. Podríamos ex-

plicarlo con el dicho de «la mejor defensa es un buen ataque». Pero hemos de tener en cuenta que un perro reactivo también sería aquel que, por ejemplo, se acerca de forma incontrolada a una persona para saludarla cuando llega a casa; comportamiento que ya vimos cómo corregir en el apartado 3.2. Centrémonos ahora en los perros que reaccionan con agresividad.

Pueden reaccionar de formas muy diversas a estímulos que les producen miedo y desconfianza, pero las dos principales son:

1. Atacando al estímulo. Esta respuesta suele darse porque ha aprendido que si, por ejemplo, se le acerca otro perro, una bicicleta, un coche o una persona desconocida con los que no se siente cómodo, atacándolos estos se alejan, por lo que ataca para volver a sentirse seguro y sin incomodidades.

2. Huyendo o evitando el estímulo. Hay que llevar cuidado con los perros que responden así, porque huirán o evitarán el estímulo tanto como puedan, pero si se les insiste o se ven acorralados, tarde o temprano también reaccionarán con un ataque. Si la huida no funciona, cambiarán de táctica rápidamente.

¿Cómo se trabaja con estos perros para reducir su reactividad?

Lo primero que debemos hacer es averiguar la distancia mínima a la que no se muestra reactivo al estímulo (el estímulo puede ser otro perro, una persona desconocida, una bicicleta, un patinete, un coche o una moto, entre otros). Esta distancia es el espacio entre el estímulo y el perro a la cual aún nos es posible mantener su atención en nosotros con algo que le guste, como un juguete o comida. Si le encantan las salchichas pero cuando está a diecinueve metros del estímulo no conseguimos que nos haga caso mostrándole una salchicha, deberemos alejarnos más y volver a ofrecérsela. Si a veinte metros del estímulo deja de prestar atención al mismo y se concentra en la salchicha cuando se la enseñamos, estos veinte metros serán la distancia mínima en esa situación. No obstante, hay muchas variables que pueden aumentar o disminuir esta distancia.

Una vez calculada la distancia mínima, empezaremos el proceso para trabajar la reactividad, siempre en situaciones dirigidas y con el estímulo bajo control, es decir, si el estímulo es otro perro, este deberá ser sereno y equilibrado y lo manejará un ayudante, que lo llevará atado con correa corta.

Un truco que me gusta usar en este proceso es el de «Mirar a la orden», que se explica en la página 134.

Los primeros días, desde una distancia más alejada, nos aproximaremos al estímulo hasta la distancia mínima, momento en el cual pediremos a nuestro perro que nos mire o, en caso de que no conozca este comando, le mostraremos la salchicha. Daremos media vuelta y si ha mantenido la mirada en nosotros o la salchicha, se la daremos según nos alejamos del estímulo. Si durante este proceso reacciona al estímulo dos veces seguidas, aumentaremos la distancia mínima y repetiremos la operación. Después de diez o quince repeticiones seguidas con éxito, reduciremos la distancia mínima en un metro y volveremos a iniciar el proceso. En cuanto la racha se tuerza y el perro reaccione al estímulo, nos alejaremos de nuevo a la distancia mínima anterior y seguiremos practicando hasta conseguir otras diez o quince repeticiones con éxito.

Hemos de tener en cuenta que, al empezar una sesión nueva, probablemente sea preciso volver a aumentar la distancia a la que trabajábamos al final de la sesión anterior. El principal problema con el que solemos encontrarnos es el hecho de querer avanzar demasiado rápido. Este proceso es lento, y en algunos casos extremos pueden pasar meses antes de ver mejoras considerables.

Aunque es una técnica que puede parecer muy simple, no lo es en absoluto. Habrá multitud de reacciones a las que deberemos dar una respuesta adecuada, por eso es importante hacerlo bajo la supervisión de un profesional.

Ni que decir tiene que la mejor forma de evitar la reactividad es la prevención. Es posible trabajarla una vez ha aparecido, y en la mayoría de los casos se logran mejoras significativas, pero también es posible que, aunque consigamos avanzar, el resultado nunca sea igual que si hubiéramos trabajado la socialización de nuestro perro de la forma adecuada. Para prevenir la reactividad lo mejor es haberle dado una buena socialización en el momento crítico (hasta la edad de entre doce y dieciséis semanas).

Para evitar adiestradores que trabajan con métodos basados en el miedo y el dolor, bastará con usar el sentido común. Es evidente que los castigos no son la forma más inteligente de hacer que supere el miedo o la desconfianza que siente ante un estímulo concreto.

¿POR QUÉ ESTE MÉTODO FUNCIONA?

Porque conseguimos que nuestro perro se acerque poco a poco al estímulo del cual desconfía sin estar concentrado en él. Por consiguiente, empezará a acostumbrarse a estar alrededor del estímulo y a comprender que, aun así, no pasa nada malo, sino todo lo contrario. Cuando el estímulo hace acto de presencia, su juguete o comida favorita también aparece.

3.6. Miedo al coche

Muchos perros desarrollan fobias al coche, por lo que resulta ventajoso trabajarlas antes de que aparezcan. Para saber cómo tratarlas o prevenirlas es preciso entender el porqué de estos miedos.

Pongámonos en su lugar: cuando el cachorro tiene dos meses o dos meses y medio y vamos a buscarlo, lo separamos de su madre, lo metemos en un coche y nos lo llevamos. Esta es la primera asociación negativa que nuestro perro hace con el coche, pero en la mayoría de los casos no es la única.

Una vez llegamos a casa, a nuestro cachorro aún no le han puesto todas las vacunas necesarias para poder salir a la calle sin peligro de contraer enfermedades, por lo que las siguientes veces que suba a un coche va a ser para ir al veterinario a que se las ponga. Pensemos que para él las vacunas son simples pinchazos que le provocan dolor.

Como ya sabemos, la edad más importante para la socialización es hasta los tres o cuatro meses. En este periodo lo normal es que solo suba al coche para exponerse a experiencias negativas, por lo que en muchos casos el vehículo le provoca un trauma difícil de tratar. Para evitarlo y procurar que se sienta cómodo en el coche, debemos practicar una serie de ejercicios con él varias veces por semana.

Empezaremos exponiéndolo a la nueva situación con el menor nivel de estrés que nos sea posible, sobre todo si notamos que no se siente o no se va a sentir cómodo en el coche.

Para esto, dividiremos el ejercicio en cuatro fases. En la primera trabajaremos para que se sienta a gusto dentro del coche; en la segunda trataremos de que el ruido del coche no lo incomode; en la tercera trabajaremos conjuntamente los dos objetivos, procurando que se sienta cómodo con el ruido del coche estando dentro del vehículo, y en la cuarta empezaremos a insistir en todo lo anterior con el coche en movimiento.

Es muy importante que no pasemos a la fase siguiente hasta que no estemos seguros de que se siente cómodo en la fase en la que nos encontramos.

Para los perros que ya tienen miedo al coche, el proceso es el mismo, pero requerirá más tiempo y será necesario analizar la reacción del animal en cada fase. Si muestra cualquier tipo de inseguridad, deberemos retroceder y reemprender el trabajo en una fase en la que se muestre más seguro. Por ejemplo, si cuando oye el ruido del motor a una distancia de cinco metros se inquieta, deberemos alejarnos más y empezar desde la distancia a la que se muestre tranquilo. En ningún momento debe sentirse forzado.

1. *Primera fase:* empezaremos acercándonos al coche y dándole trocitos de pollo. Daremos paseos de ida y vuelta hasta el coche y le premiaremos cuando vayamos hacia allí.

Cuando veamos que está cómodo realizando este ejercicio, lo subiremos al maletero o a los asientos de atrás (donde queramos que viaje), lo premiaremos y acto seguido lo bajaremos de nuevo. Si está tranquilo, alargaremos el tiempo que pasa en el coche.

En caso de que quieras que se habitúe a viajar en el coche dentro de un transportín, lee el apartado sobre cómo acostumbrarlo al transportín. Es importante que esté a gusto dentro del transportín antes de empezar a meterlo dentro del coche.

2. *Segunda fase:* la iniciaremos cuando se sienta cómodo durante un par de minutos en el coche con el motor apagado. La meta de esta fase es conseguir que no se inquiete con el ruido del motor. Para esto, pediremos a un compañero que lo arranque y repetiremos el primer proceso de la primera fase: daremos paseos hasta el coche, lo premiaremos mientras vayamos acercándonos, y cuando lleguemos le daremos un premio doble.

3. *Tercera fase:* cuando tolera bien el ruido del motor es hora de pasar a la tercera fase, es decir, subirlo al coche con el motor en marcha. Las primeras veces es importante no arrancar el motor cuando el perro esté muy cerca, ya que esto podría asustarlo y hacer que re-

trocediera el entrenamiento. En cuanto lo subamos al coche, lo premiaremos y repetiremos el ejercicio hasta que se relaje dentro del coche con el motor en marcha.

4. *Cuarta fase:* es el momento de añadir movimiento. Las primeras veces solo avanzaremos unos metros mientras lo premiamos con trocitos de pollo y observaremos su reacción. Si vemos que no está asustado, podemos dejar de premiarlo con comida y dar paseos más largos pero que nunca duren más de cinco o diez minutos los primeros días.

En pocos días se habrá acostumbrado a viajar en coche sin problemas.

Si durante este periodo de adaptación al vehículo tenemos que llevarlo en coche al veterinario o a cualquier sitio que vaya a incomodarlo, es importante que no vayamos directamente del coche al sitio en cuestión para que no haga una asociación negativa.

Para afianzar su confianza en el coche y conseguir que disfrute de los paseos, es imprescindible que lo montemos en el coche con regularidad para llevarlo a sitios que le gusten, como pueden ser la playa o la montaña.

Un error que se suele cometer es intentar acostumbrarlo al coche montándolo dentro desde el primer día. Esto por lo general no funciona, ya que el perro tiene un estrés tal en ese momento que la medida empeora la situación en vez de mejorarla. Siempre hay que empezar de una forma que no le genere estrés, o que le genere un estrés muy bajo, e ir avanzando paulatinamente.

CONSEJOS PARA VIAJAR EN COCHE

1. Si se marea en el coche, no conviene que coma durante las cuatro horas anteriores al viaje.
2. Antes de un viaje largo, va bien darle un buen paseo para que vaya relajado.
3. Los cachorros suelen ser más propensos a marearse, por lo que es bueno ir preparado por si vomitan.
4. Conviene llevar el coche bien ventilado para que vaya lo más fresco posible.
5. Es recomendable hacer paradas cada dos horas para pasearlo.
6. Si tiene mucha tendencia a marearse, lo mejor es hablar con el veterinario para que prescriba pastillas antimareo. Es muy importante no sobrepasar la dosis indicada por el veterinario y seguir sus instrucciones.

Antes de salir de viaje, asegúrate de que el coche cumple la normativa del territorio por el que te vas a mover en lo referente a cómo llevar a los perros en el interior del vehículo para evitar sanciones o incluso un accidente.

3.7. Miedo a los petardos y las tormentas

Es muy común que los perros tengan fobia al ruido de los petardos y de las tormentas. En parte se debe a la gran facultad auditiva que los caracteriza. Los perros tienen un oído mucho más sensible que el nuestro, tanto para las frecuencias bajas como para las altas: aunque depende de cada tipo de perro y de la edad que tenga, el rango de frecuencias a las que oyen es mucho más amplio que el nuestro, y pueden llegar a detectar sonidos hasta una distancia cuatro veces mayor que nosotros.

El proceso que veremos a continuación nos servirá tanto para reducir el miedo de perros con fobia como para evitar que los cachorros en edad de socialización desarrollen este temor. Una exposición intensa y prolongada a los petardos o tormentas también puede generar fobias en perros adultos bien socializados, aunque estas tienden a ser menos fuertes.

Al principio expondremos a nuestro perro a este tipo de sonidos en situaciones controladas y con un nivel de intensidad bajo que pueda soportar con calma. En algunas tiendas de mascotas venden CD con sonidos de petardos o tormentas, aunque no hará falta que nos gastemos el dinero en este tipo de archivos, ya que en internet se encuentran todo tipo de sonidos de petardos y tormentas de forma gratuita (en YouTube, por ejemplo).

Con un cachorro en su edad temprana de socialización, subir el volumen del sonido de los truenos y tormentas progresivamente cada día debería ser suficiente. Bastaría con hacer que escuchara el ruido y aumentar la intensidad de la experiencia sin sobresaltos. Con un perro adulto o en las últimas semanas de su edad de socialización (antes de los cuatro meses), la cosa cambia, pues en este caso hay que hacer que experimente la situación de forma positiva en multitud de ocasiones para que asocie este tipo de sonidos con algo bueno.

Aunque el desencadenante principal del miedo en estas situaciones sea el ruido, tanto los petardos como las tormentas están asociados a destellos de luz. Por lo tanto, no debemos olvidarnos de positivarlos también. Podemos hacerlo con un flash o una pantalla de ordenador o televisor.

Vamos a ver un ejemplo: usaremos vídeos, ya que estos nos permiten trabajar tanto con el sonido como con los destellos. Debemos contar con varios vídeos distintos para que no se acostumbre a uno en concreto. Los primeros días, justo antes de darle de comer, pondremos el vídeo en el ordenador o el televisor. Dependiendo de la intensidad de la fobia, empezaremos con un volumen más o menos bajo. Si es necesario, colocaremos el ordenador en otra habitación para reducir el estrés. Lo más importante es que el volumen sea el justo para que se sienta tranquilo y confiado. Cuando acabe de comer, pararemos el vídeo.

Durante estos días sería ideal darle la comida en tres tomas diarias en vez de dos y reducir un poco la cantidad total para que esté algo más entusiasmado a la hora de comer (¡sin dejar que pase hambre!). Si deja de comer con el sonido, es que el volumen está demasiado alto y hay que bajarlo.

Pasados unos días podemos empezar a subir el sonido poco a poco o a poner el ordenador en la misma habitación si lo teníamos en otra. Nos aseguraremos siempre de que se sienta cómodo, pues de lo contrario podríamos acentuar el problema. Si tenemos costumbre de enseñarle trucos y lo hemos hecho de una forma positiva para él, este será uno de los mejores momentos para usarlos. Practicarlos es una experiencia agradable para él, y además hará que nos preste atención a nosotros y no a los petardos. Tenemos que conseguir que asocie los sonidos que le molestan con cualquier actividad que le guste.

A medida que vaya ganando confianza, tendremos que empezar a realizar estos rituales con una luz más tenue, de tal forma que los destellos del vídeo sean más visibles en la habitación en la que nos encontramos. Una vez se mantenga impasible ante el ruido de los petardos grabados a un volumen considerablemente alto, podemos pasar a practicar con sonidos reales. Esto lo haremos en la calle con la ayuda de un compañero. Mientras vamos haciendo trucos con él, nuestro ayudante se alejará a bastante distancia y tirará un petardo de baja intensidad. Repetiremos la operación varias veces hasta que encontremos la distancia a la que mantiene la calma y la reduciremos poco a poco si vemos que se siente relajado. Lo normal es que reaccione al petardo mirando hacia donde ha sonado o poniéndose atento, pero esta reacción no debería ser exagerada y nunca debería durar más de un par de segundos. Cuando esto ocurra y se distraiga mirando en la dirección del petardo, le pediremos que nos mire (en la sección de trucos y habilidades caninas veremos cómo hacerlo) y seguiremos con el entrenamiento.

Durante estos ejercicios es importante que lo premiemos con frecuencia para que viva de forma positiva la situación.

No tiraremos nunca petardos demasiado cerca ni de una intensidad que nos resulte molesta a nosotros, pues el oído del animal es mucho más sensible que el nuestro, no lo olvidemos.

Este proceso llevará más o menos tiempo en función del perro. Con algunos no alcanzaremos una rehabilitación completa, aunque consigamos mejoras considerables: cuanto más joven sea el animal o menos miedo tenga a este tipo de ruidos, más fácil será que se acostumbre a ellos.

¿Qué podemos hacer si estamos en época de petardos?

Si el tiempo se nos ha echado encima y no hemos habituado a nuestro perro a los petardos o las tormentas, seguiremos las siguientes pautas para que no lo pase tan mal durante las épocas en que deba enfrentarse a ellos:

1. Prepararemos un rincón de la casa lo más aislado posible del ruido. Si vemos que se refugia en una zona en concreto, acondicionaremos ese lugar. Dejaremos una luz tenue encendida, y si tenemos un transportín lo pondremos ahí con una manta por encima, dejando únicamente descubierta la parte de la entrada (simulando una cueva). A falta de transportín, podemos prepararle la cueva con su cama y una silla a cada lado con una manta por encima.

2. Si en un momento de pánico viene a nosotros, debemos ignorarlo o por lo menos no dar demasiada importancia al asunto, ya que esto podría aumentar su inseguridad. Dejaremos que se quede a nuestro lado, pero actuaremos normalmente.

3. Pondremos la tele o la radio para difuminar un poco el ruido exterior de petardos o tormenta.

4. No lo sacaremos a la calle a la hora punta de los

petardos. Los días que haya petardos o una tormenta, debemos llevarlo bien atado para evitar que se escape en un ataque de pánico. Un perro que se escape presa del pánico puede desorientarse con facilidad y no ser capaz de regresar con nosotros.

5. Hablaremos con el veterinario para ver qué podemos darle para que pase el mal trago lo más calmado posible o, en casos extremos, incluso durmiendo. Cuando sea necesario dormirlo con pastillas, es importante dárselas una hora antes de que empiecen los petardos, porque si tiene ya la adrenalina por las nubes le resultará mucho más difícil quedarse dormido.

6. Cerraremos ventanas y persianas para reducir al máximo tanto los ruidos como los destellos de luz.

7. No lo dejaremos solo.

8. En algunos casos, las feromonas y las «camisetas tranquilizantes» pueden ayudarlo a calmarse. Ambos productos se encuentran en tiendas de animales y clínicas veterinarias. La camiseta tranquilizante es una especie de manta que envuelve al perro y lo hace sentir arropado. Las feromonas simulan el olor de las glándulas sebáceas de las perras en el periodo de lactancia, y suelen dispensarse en espráis, enchufes de tipo ambientador o collares.

3.8. Acostumbrarlo al transportín

El transportín es una herramienta muy útil para la etapa de educación, ya que nos ayuda a mantener al cachorro bajo control en momentos en que no podemos estar supervisándolo. Es importante, sin embargo, no usarlo durante periodos de tiempo prolongados y nunca como castigo. El transportín ha de ser un lugar donde se sienta a gusto y relajado: tenemos que asegurarnos de que lo asocie con algo positivo. Para conseguirlo, el medio más sencillo son los premios comestibles.

Antes de empezar a utilizarlo pondremos una manta o colchón en el suelo del transportín para que el espacio le resulte cómodo. Además, una superficie blanda evitará resbalones y que él mismo provoque ruidos al entrar que podrían asustarlo.

El primer paso será premiarlo cerca del transportín y dejar que lo huela. Si vemos que reacciona con normalidad, pondremos la mano con premios dentro y le iremos dando trocitos de comida a través de los barrotes. Si los toma bien, le dejaremos más premios en la entrada del transportín, de tal forma que tenga que meter la cabeza dentro para cogerlos. Poco a poco, vigilando siempre que se sienta relajado, iremos colocándolos cada vez más adentro para hacer que se vaya metiendo más al fondo, despacio y sin forzarlo a que se quede dentro.

Cuando sea capaz de entrar y salir tranquilamente, será hora de que pase ratos más largos dentro, dándole premios a través de los barrotes, con la puerta del transportín abierta. Las primeras veces que cerremos la puerta del transportín será con él fuera para que se habitúe al sonido. Cuando cerremos y abramos la puerta, darle un trocito de comida ayudará a crear una asociación positiva. El próximo paso será cerrar la puerta con el perro dentro, premiarlo y, acto seguido, volver a abrirla. A continuación, a lo largo de varios días iremos aumentando gradualmente el tiempo que pasa desde que cerramos la puerta con el perro dentro del transportín hasta que la abrimos.

Al mismo tiempo haremos el ejercicio de alejarnos del transportín poco a poco cuando el perro está dentro, dando un solo paso atrás unas cuantas veces seguidas, luego dos, y así sucesivamente para que no sufra ansiedad cuando lo dejemos solo en el transportín.

3.9. Cómo juntar a un perro y un gato

Probablemente te hayas preguntado alguna vez si es posible que un perro y un gato compartan una vida juntos bajo el mismo techo, pues todos tenemos en mente aquello de «se llevan como el perro y el gato». Pues bien, con los oportunos cuidados y con mucha paciencia, perros y gatos pueden llegar a ser los mejores amigos. Sigue los consejos que doy a continuación para facilitar la buena relación.

Como siempre, lo primero que recomiendo es consultar con un profesional que pueda ver a los animales personalmente, sobre todo si son muy ariscos o han tenido malas experiencias en el pasado.

Hacer que un perro y un gato que no se conocen convivan sin conflictos nos resultará más o menos complicado dependiendo de los siguientes factores:

1. **La edad de ambos**: este quizá sea el factor más importante, ya que juntar a un perro y un gato a una edad muy temprana es una tarea muy fácil y nos garantiza una buena convivencia y una amistad de por vida. Cuanto mayores sean los animales, más les costará relacionarse, hasta tal punto que en ciertos casos la convivencia es posible bajo ciertas condiciones pero no se establece jamás una buena relación de amistad.

2. **El sexo**: por alguna razón, perros y gatos se llevan mejor si son de sexos opuestos. Esto puede deberse en parte a que ambos animales son territoriales y compiten los machos con los machos y las hembras con las hembras, más que machos y hembras entre ellos. No hay estudios que de-

muestren que la relación será mejor entre un perro macho y un gato hembra o lo contrario, pero ayuda que sean de sexos opuestos.

3. **Nivel de actividad:** este factor está relacionado con el primero. Siempre será más fácil juntar un perro y un gato con un nivel de actividad parecido. Dos animales con distintos niveles de actividad pueden acabar peleándose porque uno de los dos quiere jugar y el otro ya no está en edad de juegos. Además, la diferencia de actividad puede ocasionar estrés en el animal con un nivel de actividad más bajo.

4. **Historial de relaciones con otros perros y gatos:** un perro o gato peleón siempre será más difícil de juntar con otro. Un perro que ve a los demás perros como compañeros de juego y un gato que ve a los demás gatos de la misma manera serán más fáciles de juntar que uno que ve a sus congéneres como contrincantes. Obviamente, el historial de las relaciones del perro con otros gatos y el del gato con otros perros también afectará en buena medida.

Entonces, ¿cómo lograremos que convivan? Lo primero que debemos hacer es crear un territorio en una habitación tranquila de la casa, donde dejaremos al gato dentro de un transportín. Una vez que el gato esté relajado dentro del transportín en la habitación (cerrada para que el perro no entre), abriremos el transportín para que el gato salga cuando le apetezca. Al día siguiente, cuando el gato ya se sienta a gusto en la habitación, lo meteremos en el transportín y lo colocaremos en un sitio alto, por ejemplo, encima de una mesa. Entonces haremos entrar al perro en la habitación, atado con una correa corta y, si no estamos seguros de cuál será su reacción o de hasta qué punto podremos controlarlo, con un bozal.

Dejaremos que olfatee la habitación e incluso que se acerque al transportín siempre y cuando esto no altere demasiado a ninguno de los dos animales: en el instante en que se muestre agresivo, o el gato se ponga a saltar histérico en el transportín, suspenderemos la actividad y no la retomaremos hasta que los animales se hayan tranquilizado.

Repetiremos este paso tantas veces como sea necesario. Durante estas actividades, hay que evitar el contacto visual intenso entre los animales. Cada vez que uno muestre fijación por el otro, trataremos de distraerlos de la forma más conveniente, con juguetes o con comida.

Cuando los dos animales realicen esta actividad calmados, podemos empezar a abrir la puerta del transportín, manteniendo al perro alejado y con la correa y el bozal. Nunca forzaremos al gato a salir del transportín en presencia del perro.

Poco a poco iremos viendo que los animales muestran una conducta de respeto y confianza, pero hasta que no estemos completamente seguros de la reacción de los dos animales no dejaremos al perro en presencia del gato sin la correa o el bozal.

Aunque la relación mejore, debemos esperar un tiempo antes de dejarlos juntos sin supervisión. Por tanto, en caso de tener que ausentarnos, lo mejor será que el gato se quede en un cuarto al que el perro no tenga acceso. Una vez que la relación entre ellos sea buena y convivan sin ningún problema, es aconsejable proporcionarle al gato sitios donde pueda estar tranquilo y alejado del perro. Una buena solución es instalar una gatera en la puerta de una habitación que solo permita entrar en ella al gato, o prepararle a este un lugar alto donde descansar.

Este proceso puede llevar de unas horas a unos meses, según cómo sean los animales. Como las personas, hay animales que conectan desde el primer momento y otros a los que les costará más.

4

TRUCOS
Y HABILIDADES
CANINAS

4.1. Premios

Los premios son nuestra moneda de cambio a la hora de trabajar con un perro, y esta moneda de cambio puede ser comestible o no comestible.

Como premios no comestibles usaremos lo siguiente:

- Un juguete.
- Unos segundos de juego.
- Caricias y atención.
- Cualquier acción que desee realizar en ese momento. Por ejemplo, cuando estamos en el parque con él y quiere ir a jugar con los otros perros, podemos pedirle que se siente y, en cuanto lo haga, premiarlo con la libertad para ir a jugar con los de-

más. Esta clase de premios es la que más me gusta, ya que constituye una herramienta fundamental para mejorar la conexión entre el perro y nosotros.

En cuanto a los premios comestibles, estos dependerán de lo comilón que sea y del tipo de comida que le guste. La mayoría de los perros se motivan con cualquier cosa comestible, como es el caso de mi perro Lazzo, pero hay otros con los cuales tendremos que probar cosas distintas hasta encontrar el premio con el valor suficiente para que nos presten atención.

Por último, hay que contar con el pequeño porcentaje de perros a los que no les atrae la comida a no ser que tengan hambre, por lo cual al adiestrarlos lo ideal es decantarse por alguno de los premios no comestibles.

Premios comestibles

Después de encontrar un premio que le guste lo suficiente para conseguir su atención en cualquier situación, lo más importante es determinar el tamaño del premio. Este debe ser solo lo bastante grande para estimular su olfato, es decir, basta con un trocito de comida muy muy pequeño (como guía, para un perro de raza grande usaremos una porción de comida no más grande que un guisante, y para un perro pequeño, del tamaño de un grano de arroz). El objetivo es que lo trague directamente sin necesidad de masticar, de tal forma que no se distraiga.

Si la sesión de entrenamiento es larga y no disponemos de premios que podamos cortar en trozos minúsculos, es conveniente que estos premios no sean secos, pues estos le resecan la garganta y le dan sed.

Antes de decidirte por cualquier tipo de premio comestible, descarta posibles alergias y comprueba que el premio le siente bien.

A continuación hablaremos de los tres tipos principales de premios comestibles.

PREMIOS COMERCIALES

Salvo excepciones, suelen ser los peores por los siguientes motivos:

- Casi todos aportan muy pocos nutrientes.
- Suelen ser premios secos.
- En general tienen un tamaño bastante grande y son difíciles de cortar en trocitos pequeños.

Los dos primeros puntos no son los más determinantes, ya que los premios que le demos han de ser una parte insignificante de su dieta diaria. En cambio, el último punto hay que tenerlo muy en cuenta, ya que un premio demasiado grande no nos servirá para entrenarlo.

SU PROPIO PIENSO

En comparación con los premios comerciales, el pienso es mucho mejor como premio porque, aunque las croquetas sean grandes, le podemos dar bastante cantidad, puesto que tiene un valor nutricional más alto, siempre y cuando deduzcamos dicha cantidad de la ración diaria.

El inconveniente es que las croquetas de pienso son muy secas y a los pocos minutos de comerlas pierde el interés en ellas por la sed que le provocan.

PRODUCTOS PARA HUMANOS O PREMIOS CASEROS

Como ejemplo de este tipo de productos, los tres premios que más uso son trocitos de salchicha de Frankfurt, trocitos de pollo cocido y galletitas semihúmedas para perros hechas en casa.

De las tres categorías de premios comestibles, sin duda esta es la que más ventajas tiene: los alimentos empleados se pueden cortar en trocitos muy pequeños, su aporte nutricional es alto, no son secos y suelen ser sus favoritos. Por otra parte, precisamente por ser húmedos, son los más engorrosos.

Es conveniente saber que muchos perros únicamente se motivarán con premios caseros.

4.2. Reducir los premios

Cuando el perro ya domina un ejercicio, debemos empezar a reducir el número de veces que lo premiamos por realizarlo con éxito. Esto lo haremos en tres fases:

1. *La primera fase consiste en intercalar ejercicios que ya domina con el que está practicando.* Por ejemplo, si ya sabe sentarse y le estamos enseñando a que se tumbe, le pediremos que se siente, lo premiaremos con la voz, acto seguido le pediremos que se tumbe y lo premiaremos con el trocito de pollo. Se trata de ir añadiendo trucos y premiarlo con comida únicamente por la serie completa en vez de por cada truco. Así reduci-

mos el número de premios que le damos progresivamente, pues lo premiaremos una vez cada dos ejercicios durante unos días; luego, una vez cada tres ejercicios, una vez cada cuatro, etcétera.

2. *En la segunda fase le damos premios comestibles por series de ejercicios o ejercicios aislados, pero únicamente cuando realice el ejercicio con un grado de corrección por encima de su media*; esto significa premiar solo alrededor del 30 % de las veces. El otro 70 % de las veces que realice el ejercicio con éxito, lo recompensaremos con otros tipos de premio, como pueden ser nuestra voz, caricias o un juego. De esta forma, le entrenamos para que se supere a sí mismo cada día.

3. *En la tercera fase, que se inicia cuando se superan las anteriores sin problemas, se practican los ejercicios en situaciones en las que puede asociar la realización del ejercicio con una recompensa, aunque esta no venga directamente de nosotros.* Por ejemplo, se puede practicar el ejercicio de sentarse en la calle antes de dejarlo libre para que huela e investigue a su aire. Con ello aprenderá que cuando nos hace caso pasan cosas que lo satisfacen. En esta fase aún deberíamos seguir premiándolo esporádicamente cuando realice un ejercicio con un resultado impecable en condiciones adversas o a una gran velocidad: no es

igual de fácil para él sentarse instantáneamente cuando se lo pedimos en casa sin distracciones que si se lo pedimos en el parque, rodeado de otros perros.

El tiempo que requiere cada una de estas fases varía mucho según la forma de ser del perro y los conocimientos de la persona que lo entrena, pero si vemos que empieza a cometer fallos que no cometía, es que estamos yendo demasiado rápido y tenemos que volver a la fase anterior.

4.3. El *clicker*

El *clicker* es una herramienta de adiestramiento canino con un dispositivo mecánico que, al ser presionado, hace un ruido característico tipo clic. Para entender su utilidad es muy importante que comprendamos qué es el *timing*.

El *timing* es el tiempo que pasa desde que realiza una acción hasta que le indicamos si esa acción es la deseada o no.

Imaginemos que queremos enseñarle a sentarse cuando se lo pidamos. El aprendizaje requiere que se ejecuten tres acciones principales consecutivas: dar la orden, que se siente y darle el premio. Repitiendo la secuencia tantas veces como haga falta, aprenderá a sentarse: el *timing* en este caso sería el tiempo que pasa desde que se sienta hasta que le damos el premio, y es de vital importancia que este tiempo se reduzca al mínimo.

Para que el *timing* sea efectivo, nunca debería exceder los cinco segundos, si el perro está concentrado en el ejercicio, y ser instantáneo si el perro no está concentrado.

Un ejemplo de ejercicio con el perro no concentrado es cuando, yendo por la calle, se sienta sin motivo alguno, y nosotros queremos indicarle que ese comportamiento es algo deseado. En este caso, el premio tiene que ofrecerse en el mismo instante en que se sienta, de otra forma no sabrá por qué razón se lo damos.

La base de un buen adiestramiento es trabajar con un buen *timing*, y por eso se utiliza el *clicker*. En ocasiones es difícil darle un trocito de pollo en el momento preciso en que ha realizado la acción deseada, entonces se utiliza el clicker para indicarle que ha hecho algo bien y que va a ser premiado.

Antes de seguir adelante, conviene aclarar que el *clicker* por sí solo no sirve de nada. Este aparato es una herramienta que le dice que ha tenido un comportamiento o realizado una acción deseados y que en unos segundos va a ser premiado por ello, de modo que, si no hay premio, el *clicker* pierde su efecto. Por tanto, antes de trabajar con esta herramienta es importante que hagamos lo que se conoce como «cargar el *clicker*» en tres o cuatro sesiones diarias durante unos días. En dichas sesiones haremos sonar el *clicker* y, acto seguido, le daremos un trocito de pollo. Llegará un momento en el que asociará el clic con la oferta del trozo de pollo.

¿Cómo sabremos cuándo está cargado el *clicker*? Cuando al oír su sonido se muestre atento y nos mire la mano esperando el premio. Para que esta cadena de acciones no se rompa, es vital que nunca hagamos sonar el *clicker* sin dar un premio de inmediato.

Es importante que no hagamos sonar el *clicker* de repente cuando adiestramos a perros jóvenes o inseguros, ya que pueden asustarse con este ruido nuevo y desconocido para ellos. Ni que decir tiene que lo último que deseamos es que le tenga miedo al *clicker* si estamos pensando en utilizarlo en las sesiones de entrenamiento, así que lo aconsejable es introducirlo poco a poco y no hacerlo sonar las primeras veces en la misma habitación en la que se encuentre el perro.

Mi opinión sobre el *clicker*

Soy consciente de la eficacia de esta herramienta y de la utilidad que tiene, sobre todo, para los adiestradores con menos experiencia, pues los beneficios son más apreciables cuando no sabemos usar bien el *timing* a nuestro favor. Aun así, es un aparato que intento evitar.

La razón por la que no suelo usarlo es la siguiente: el *clicker* es un aparato que sirve para indicarle, antes de premiarlo, que ha realizado una acción deseada o se ha comportado como se le pedía, pero obviamente no es la única forma de hacer esto. Cualquier ruido o palabra será igual de efectivo. Por eso prefiero simplemente decirle «bien», ya que el mecanismo es el mismo, pero más personal que un ruido proveniente de una herramienta que, además, no siempre llevaremos encima.

La palabra que empleemos la debemos «cargar» como lo haríamos con el *clicker*: en vez de hacer sonar el aparato, pronunciamos la palabra escogida antes de darle el premio. Por ejemplo: decimos «bien» y damos el premio, y repetimos la operación hasta que asocie ambas cosas. Será entonces cuando podremos empezar a usar la palabra para señalarle el momento preciso en el que ha realizado la acción que deseábamos.

Utilizar una palabra tiene ciertas desventajas; por ejemplo, es más fácil que nos olvidemos de premiar después de decir un «bien» que después de hacer sonar el *clicker*, ya que «bien» es una palabra que decimos en multitud de ocasiones. No obstante, sustituir el *clicker* por esta palabra nunca me ha creado problemas con ninguno de los perros a los que he adiestrado, y, en mi opinión, es mucho más personal, con lo que ayuda a mejorar nuestra conexión.

4.4. Enseñarle su nombre

Durante la primera semana que nuestro nuevo perro pasa en casa, el único «truco» que deberíamos enseñarle es el de reconocer su nombre, pues en estos días lo más importante es centrarnos en su adaptación. Especialmente si es un cachorro o un perro adulto con inseguridades, esta semana es crucial para su desarrollo psicológico y conductual.

Es imprescindible que asocie su nombre solo con cosas positivas, cosas que le gusten, y que nunca lo usemos para regañarlo. ¿A qué me refiero con usar su nombre para regañarle? Es uno de los errores más comunes que detecto en el día a día. El perro hace algo malo y el propietario, justo antes de mostrarle que está enfadado con él, dice su nombre, por ejemplo: «Toby, deja la basura». Esto hace que asocie su nombre a cosas tanto positivas como negativas, por lo tanto, cuando lo oiga no sabrá cómo reaccionar. Si no está completamente seguro de que el nombre va acompañado de una acción positiva, las probabilidades de que nos ignore aumentan.

Enseñarle su nombre es muy sencillo y ni siquiera hace falta una práctica como en otros ejercicios, pues lo aprenderá solo porque lo pronunciaremos involuntariamente en multitud de ocasiones, seguido de acciones placenteras para él, como pueden ser caricias, atención o simplemente darle de comer.

Para acelerar el aprendizaje podemos hacer lo siguiente: durante el día y de forma esporádica, acercarnos a él, decir su nombre y, a continuación, darle un premio. Después de varias repeticiones, veremos que se gira hacia nosotros cada vez que decimos su nombre. En este momento lo premiaremos alternativamente con premios comestibles y con caricias o juegos. Poco a poco iremos disminuyendo los premios comestibles.

Aparte de evitar decir su nombre cuando ha hecho algo que no debe, durante los primeros meses es mejor no decirlo tampoco para finalizar una actividad que le guste. Por ejemplo, si está jugando en el parque y queremos marcharnos a casa, tenemos que ir a cogerlo sin llamarlo, así no fomentaremos que relacione su nombre con algo negativo. De lo contrario podríamos conseguir el efecto contrario: que más adelante se escape cuando está haciendo algo que le gusta y oye que lo llamamos, pues sabrá que queremos pasar a otra actividad que le gusta menos, como volver a casa.

4.5. Órdenes de control

Las órdenes de control son los comandos que nos sirven para mantenerlo controlado en situaciones difíciles y como ayuda cuando queremos modificar su conducta.

PRINCIPALES ÓRDENES DE CONTROL

1. Mírame
2. Sentado
3. Tumbado («Suelo»)
4. Quieto

Estas órdenes o comandos son muy útiles por dos razones principales:

1. Son sencillas de enseñar a cualquier perro y nos permiten conseguir con relativa facilidad una buena respuesta.
2. En la mayoría de los casos son incompatibles con el comportamiento no deseado, por lo que no podrá persistir en él al mismo tiempo que las cumple. Es decir, si salta encima de una visita y le pedimos que se siente, le resultará imposible saltar y sentarse a la vez.

Veamos cómo se las podemos enseñar a nuestro perro.

4.6. El truco más importante: mirar a la orden

Este es sin duda mi truco favorito, ya que nos sirve en multitud de ocasiones y situaciones distintas para corregir y modificar conductas no deseadas. Es un truco muy sencillo de enseñar y, si lo tenemos bien establecido, nos puede ayudar a controlar a nuestro perro en casi cualquier circunstancia.

Imaginemos que estamos en casa y de repente suena el timbre, y él reacciona como si quien está detrás de la puerta fuera el asesino número uno de la ciudad. Esta situación la podríamos evitar con varios ejercicios o trucos de dificultad media, como el de «quieto», pero nos será mucho más fácil controlarlo con un truco de poca dificultad, por ejemplo el de «mírame».

Veamos más en detalle las diferencias entre una orden y la otra. Si le pedimos que esté quieto, probable-

 PLAY

https://adiestramientoenpositivo.org/videos/mirame/

mente se quedará quieto, pero seguirá atento a la puerta y a la persona que hay detrás. Por el contrario, si le pedimos que nos mire, su atención pasará a estar centrada en nosotros y por tanto nos será mucho más fácil controlar la situación.

Otras circunstancias en las que nos será útil que nos mire es cuando reacciona ante otros perros o personas, o cuando toma cosas del suelo que no tiene permitido.

Esta orden es la herramienta básica para recuperar la atención del perro y tomar el control de la situación. La grandeza de este truco es su sencillez: podemos enseñárselo a cualquier perro, practicarlo en multitud de ocasiones distintas y conseguir que domine por completo esta habilidad.

Dicho esto, vamos a ver cómo enseñar este truco, para el cual los premios comestibles funcionan especialmente bien. El proceso consiste en enseñarle un trocito de su comida favorita y acto seguido llevarnos el pedacito a la cara y colocárnoslo entre los ojos, bien visible. El perro nos seguirá la mano con la mirada, y en el momento en que lleguemos a la altura de la nariz y sus ojos estén fijos en el premio por un segundo, diremos la palabra que hayamos decidido usar para indicarle que ha hecho bien el ejercicio, por ejemplo «bien», y le daremos el premio.

Repetiremos este paso hasta que estemos seguros de que va a seguir nuestra mano con la mirada. Llegados a este punto, nos llevaremos la mano a la cara sin el premio. Si vemos que no sigue la mano, volveremos a empezar desde el principio. Si la sigue, lo premiaremos con la otra mano. ¡Enhorabuena! Esto significa que ya ha asociado el gesto de la mano (orden gestual) con mirarnos.

Entonces introduciremos la orden verbal que queremos usar, por ejemplo, «mírame». Se trata de decirla un segundo antes de empezar a mover la mano hacia nuestra cara. Esto nos servirá para que asocie la orden gestual con la orden verbal.

Como último paso para consolidar el ejercicio, debemos hacer que mantenga la mirada en nosotros antes de premiarlo. Para esto bastará con que vayamos aumentando el tiempo que debe mantener la mirada en nosotros antes de recibir el premio. Pasados unos días y unas cuantas sesiones de entreno, comprobaremos que obedece tanto la orden gestual como la orden verbal. Será el momento de empezar a reducir los premios comestibles.

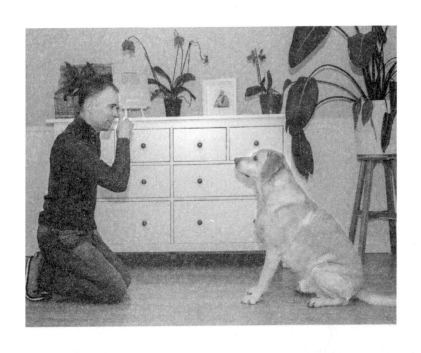

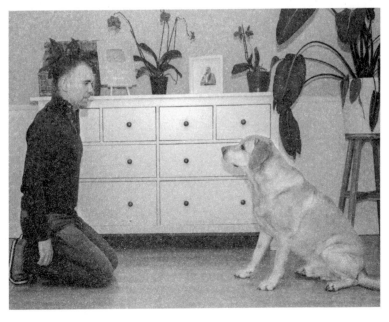

4.7. Sentarse a la orden

A los perros les es mucho más cómodo mirar hacia arriba cuando están sentados, pues en esta postura no han de forzar tanto el cuello. Para enseñarle a nuestro perro a sentarse usaremos esto a nuestro favor.

Nos situaremos delante del perro cuando esté de pie y le mostraremos el trocito de comida que tenemos en la mano, de forma que lo vea bien. En cuanto esté atento a nuestra mano, se la acercaremos al hocico y poco a poco la iremos levantando para pasarla por encima de su cabeza. Llegará un momento en que, para poder seguir nuestra mano con el hocico, tendrá que sentarse, y será en ese instante exacto cuando aflojaremos el premio para que pueda cogerlo.

La dificultad más común en este ejercicio es que, en vez de sentarse, salte para intentar alcanzar la mano. En la mayoría de los casos lo hace simplemente porque la mano está demasiado alta. Bajarla para que la alcance con el hocico durante todo el recorrido suele resolver el problema.

Repetiremos el proceso varias veces hasta que tengamos la certeza de que seguirá la mano automáticamen-

 PLAY

https://adiestramientoenpositivo.org/videos/sentado/

te sin comprobar si tenemos un premio. Entonces cambiaremos el premio de mano, sin que se dé cuenta, y repetiremos el movimiento con la mano vacía. Cuando se siente lo premiaremos con la otra mano para que asimile que el premio no es porque haya seguido la mano, sino por haberse sentado.

Cuando veamos que se sienta sin vacilar cada vez que hacemos el movimiento con la mano, comenzaremos a introducir la orden verbal «siéntate» un segundo antes de empezar a mover la mano. Poco a poco debemos ir minimizando el movimiento de la mano y adaptarlo a la orden gestual que queramos usar para esta acción. Cuando responda tanto a la orden gestual como a la verbal, reduciremos progresivamente los premios.

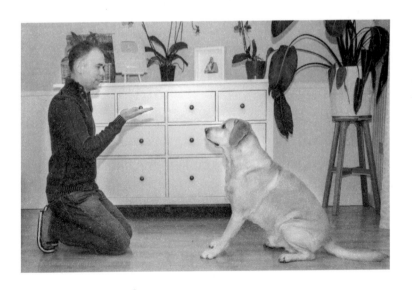

4.8. Tumbarse a la orden

Lo ideal para enseñarle a tumbarse cuando se lo pedimos es hacer que primero se siente. Una vez hayamos conseguido que se siente a la orden, mientras está en esta posición nos pondremos un premio en la mano y se lo mostraremos delante del hocico a la vez que lo llevamos hacia el suelo trazando una línea vertical.

Lo normal es que siga nuestra mano con el premio y acabe tumbándose, pero si, en cambio, se levanta a la vez que agacha la cabeza para tomar el premio, podemos probar dos cosas:

1. Bajar la mano con el premio ligeramente en diagonal hacia atrás siguiendo la línea de su pecho hasta llegar al suelo, justo por detrás de sus patas delanteras.

2. En caso de que así tampoco consigamos que se tumbe, nos ayudaremos de nuestra pierna para que lo haga.

Esta segunda técnica es la más eficaz, ya que minimiza las posibilidades de error. Para aplicarla, nos pondremos de lado delante del perro, con una rodilla en el suelo y la otra pierna doblada y apoyada con el pie plano en el suelo, es decir, formando un ángulo de 90 grados, de tal forma que entre el suelo y nuestra pierna quede una especie de túnel. Para hacernos una idea de cómo es la postura, pensemos en la que adoptan los caballeros de las películas cuando se arrodillan ante un rey. Si nuestro perro es pequeño, deberemos abrir el ángulo que forma nuestra rodilla para reducir la distancia entre la pantorrilla y el suelo.

En esta posición, con el perro sentado mirando hacia nosotros y muy cerca de nuestra pierna, le mostraremos el premio por debajo de la pantorrilla, de tal forma que para tomarlo tenga que tumbarse y pasar la cabeza por debajo de nuestra pierna.

Independientemente de la técnica utilizada, en el instante preciso en que se tumbe le daremos el premio a la vez que le decimos «muy bien».

Como en los trucos anteriores, una vez que comprobemos que sabe seguir nuestra mano hasta tumbarse, nos cambiaremos el premio de mano para que siga la primera, sin premio. En cuanto se tumbe lo premiaremos con la otra mano, que es la que ahora sujeta el trocito de comida.

Si vemos que lo hace bien, el siguiente paso es empezar a introducir la orden verbal. Le diremos «suelo», esperaremos un segundo y bajaremos la mano para que se tumbe. A fuerza de repetir el ejercicio, aprenderá a anticipar que cuando le decimos la palabra «suelo» queremos que se tumbe y podremos empezar a retirar la orden gestual.

Cuando se tumbe el cien por cien de las veces al pedírselo verbalmente y por gestos, empezaremos a reducir los premios siguiendo las indicaciones que se dan en el apartado sobre la reducción de premios.

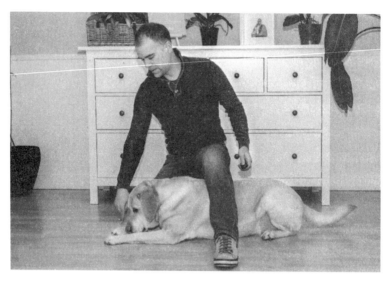

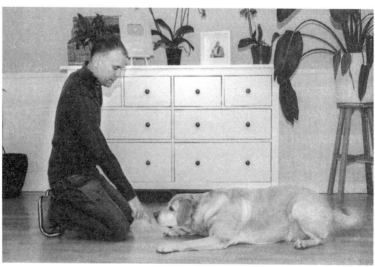

4.9. De pie

Los perros son expertos en la anticipación, por tanto, si ya le has enseñado a sentarse y a tumbarse, muy probablemente cuando le pidas que se siente se anticipará a tu orden de que se tumbe, y viceversa. Esto ocurre porque estos son dos ejercicios que hasta ahora habéis estado practicando juntos, y tu perro ha aprendido que, si está sentado, le vas a pedir que se tumbe, y si está tumbado, que se siente.

Romper esta tendencia es muy sencillo: basta con añadir un tercer ejercicio y practicarlo alternándolo con los otros dos sin seguir un orden concreto. Para esto, podemos usar el comando «en pie»; el perro, desde la posición de sentado o tumbado, al oír dicho comando deberá ponerse de pie con las cuatro patas en el suelo.

Para enseñarle este truco, pondremos al perro en la posición de sentado. Nosotros nos situaremos frente a él, le pondremos la mano cerrada con un premio dentro delante del hocico y alejaremos la mano lentamente, de tal forma que, para poder seguirla, tenga que levantarse. Justo cuando se incorpore abriremos la mano y le dejaremos tomar el premio.

 PLAY

https://adiestramientoenpositivo.org/videos/en-pie/

Repetiremos el ejercicio varias veces, hasta que se levante al ver la mano cerrada delante de su hocico. Cuando lo haga con fluidez comenzaremos a introducir la orden verbal «en pie» un segundo antes de mostrarle el puño. El puño cerrado con los dedos mirando hacia abajo será la orden gestual propia de este ejercicio.

En cuanto veamos que va respondiendo sin problemas, cambiaremos el premio de mano y haremos el mismo gesto como si aún tuviéramos el premio en la primera mano. No debemos olvidar premiarle en el instante en que se levanta y hacerlo de tal forma que vea claramente que el premio viene de la otra mano. Poco a poco y paso a paso, conviene ir aumentando la distancia entre nosotros y el perro. Puede ser que al alejarnos notemos que no responde igual, entonces volveremos a acercarnos a la última distancia a la que respondía sin dificultades y haremos varias repeticiones antes de alejarnos de nuevo. Recuerda: si se muestra confundido es porque vas demasiado rápido.

Cuando nos obedezca punto por punto, realizaremos unas cuantas sesiones más y empezaremos a reducir los premios.

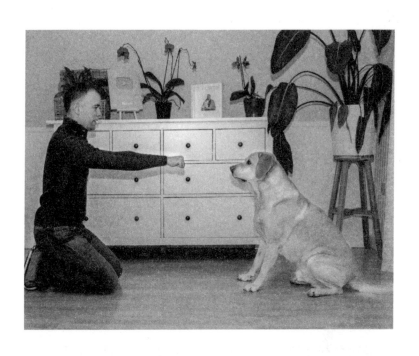

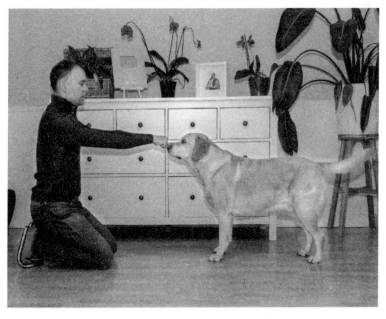

4.10. La orden «Ven»

Enseñar a un perro a acudir junto al dueño cuando este lo llama es uno de los ejercicios más simples; sin embargo, la mayoría de los perros con los que nos cruzamos en el parque no cumplen la orden de forma rápida y fiable.

Veremos primero los fundamentos de este adiestramiento y por qué hay tantos propietarios que piensan que su perro conoce el comando de la llamada pero se niega a obedecerlo.

Como con cualquier otro truco, orden o comando, se trata de conseguir que realice una acción determinada, premiarlo y practicar el ejercicio a menudo para conseguir una respuesta fiable. La llamada es un truco o comando tan sencillo que podemos empezar a enseñárselo a nuestro perro a los pocos días de que llegue a casa.

Lo primero, y también lo más importante, es encontrar cuál es el motivador o refuerzo positivo más adecuado. Como ejemplo, aquí usamos trocitos de pollo porque suelen funcionar con casi todos los perros,

 PLAY

https://adiestramientoenpositivo.org/videos/llamada/

pero también servirían un rato de juego o un simple juguete.

Nos situamos a su lado en una zona sin distracciones y le decimos la palabra escogida como comando, por ejemplo, «ven», siempre en tono amable, e inmediatamente después le damos el premio. Con esto conseguiremos que asocie la palabra «ven» con recibir algo bueno, y cada vez que oiga la palabra nos prestará atención. Cuando al oír la palabra «ven» responde acercando su hocico hacia nuestra mano, empezamos a alejarnos. Primero nos colocamos a medio metro (nunca debemos hacer grandes cambios repentinos). Si avanza esa distancia cinco veces seguidas cuando lo llamamos, comenzamos a esconder el premio.

Poco a poco, y si vemos que responde correctamente, aumentamos la distancia alejándonos un metro cada cinco repeticiones con buen resultado.

Quizá en algún momento observaremos que empieza a fallar al realizar al ejercicio, lo cual suele indicar que avanzamos demasiado deprisa y que por tanto deberíamos volver a reducir la distancia. Otra posible causa de errores son las sesiones de adiestramiento excesivamente largas, en las que el refuerzo positivo pierde poder; en este caso debemos parar o por lo menos hacer un descanso para que recupere el interés en el refuerzo.

Cuando responda sin problemas en un entorno controlado y con el premio escondido, pasaremos a practicar la orden en el jardín o en la calle, donde las distracciones tendrán más peso, aunque intentaremos introducirlas poco a poco. En estas situaciones será más difícil mantener el control total sobre el perro, por lo que necesitaremos una correa para evitar errores que nos hagan retroceder en el adiestramiento.

Así, repetiremos el proceso anterior empezando con distancias cortas y con el perro atado. Si vemos que no viene, agacharnos y mover los brazos o dar palmadas de forma amigable nos ayudará a motivarlo. Cuando se distrae con algún olor o movimiento, es muy importante utilizar la correa para impedir que vaya hacia la distracción y hacer que acuda a nuestro lado. Una vez que lo hemos llamado, nunca debemos dejarle hacer otra cosa que no sea responder a la llamada.

Si llamamos a nuestro perro y este, pese a saber que le vamos a dar un trozo de pollo, en vez de venir se va a oler un árbol, es porque nuestro trozo de pollo ha dejado de interesarle y el árbol, en cambio, se ha convertido en un refuerzo que lo atrae más. Por lo tanto, si le permitimos que vaya a oler el árbol, lo estamos reforzando por desobedecer y enseñándole a no venir cuando lo llamamos.

Cuando **veamos que nuestro perro va a caer en alguna distracción, tiraremos de la correa y lo guiaremos hacia nosotros. Al llegar a nuestro lado, le da-**

remos el trocito de pollo y, según cuál sea la distracción, le dejaremos que vaya a investigar como premio extra.

Es de vital importancia que entienda que todo premio es una consecuencia de haberse acercado a nosotros. De esta forma, las distracciones pasarán de ser un obstáculo a ser una herramienta de adiestramiento muy poderosa.

Esta es una de las ventajas del adiestramiento en positivo frente al tradicional. En el tradicional, una distracción es algo con lo que tenemos que luchar, un impedimento. Por el contrario, adiestrando en positivo, la distracción se transforma en una recompensa que hará que responda incluso más rápido de como lo haría en una situación normal.

Cuando haya aprendido el concepto de acudir a la llamada, añadiremos la orden de sentarse para delimitar bien el ejercicio, de modo que se inicie con el comando de llamada y acabe con el perro sentado mirándonos.

Si ya le hemos enseñado a sentarse, introducir la acción es muy sencillo. Simplemente debemos pedirle que se siente cuando llegue a nuestro lado y, en el momento en que lo haga, darle el premio. Repitiendo el ejercicio unas cuantas veces, sin duda entenderá que, cuando lo llamamos y se acerca, para ser premiado ha de sentarse primero y, por tanto, empezará a hacerlo de forma automática. El perro debe permanecer sentado delante de nosotros hasta que le demos la orden de liberación.

Hemos de tener en cuenta que enseñarle a responder a nuestra llamada no es un proceso que dé resultados fiables en un periodo de tiempo corto. Normalmente requiere unos seis meses de entrenamiento, durante los cuales solo debemos practicar el ejercicio en un entorno cien por cien controlado y siempre con una correa larga.

¿QUÉ DEBEMOS EVITAR CUANDO LE ENSEÑAMOS A RESPONDER A LA LLAMADA?

1. Llevar al perro suelto. Podemos darle libertad llevándolo con una correa larga y holgada que, en caso de necesidad, nos facilitará la tarea de cogerlo.
2. Repetir el comando cuando estemos seguros de que nos ha oído. Si el perro no viene, iremos a buscarlo y lo llevaremos al lugar desde el cual lo estábamos llamando. En este caso no lo premiaremos y repetiremos el ejercicio reduciendo la dificultad. Cuando acuda a la llamada lo premiaremos y festejaremos de forma algo más exagerada.

3. Perseguir al perro si se escapa. Aunque nosotros estemos enfadados, él podría tomarlo como un juego y por tanto estaríamos recompensando un comportamiento no deseado. Llevarlo atado con una cuerda larga, de diez o veinte metros, nos evitará problemas: simplemente tendremos que pisarla, cogerla y hacerlo venir, y no necesitaremos correr detrás de él para atraparlo.

4. Reñir al perro cuando se acerque, sea lo que sea lo que haya pasado. Si no ha venido a la primera o se ha escapado, no lo premiaremos cuando finalmente acuda, pero tampoco lo castigaremos ni lo reñiremos. Regresar a nuestro lado ha de ser siempre una experiencia positiva para él, aunque haya hecho algo que no nos agrade a nosotros.

5. Llamar y reñir al perro cuando esté haciendo algo indebido. Si ocurre esto, jamás lo llamaremos para, una vez a nuestro lado, reñirlo por algo que estaba haciendo antes, ya que él no comprende que la riña es por una acción anterior, sino que la asocia con el hecho de acercarse a nosotros.

6. Abusar de la orden «ven» para realizar actividades desagradables para el perro. La proporción de llamadas con resultados negativos nunca deben superar el diez o el quince por ciento de las llamadas con resultados positivos. Si en el par-

que solo lo llamas cuando está jugando con otros para atarlo e irte a casa, tarde o temprano dejará de venir cuando lo llames. Siempre que sea posible, en estas situaciones lo mejor es ir a cogerlo en vez de llamarlo. Para lograr que cumpla la orden «ven» en momentos así, un ejercicio ideal es llamarlo mientras está jugando, darle un premio y dejarle volver a jugar con los demás perros. De esta forma conseguiremos que responda a la llamada aunque esté jugando.

Las razones más comunes por las que no se consigue que el perro responda a la orden «Ven», pese a su sencillez, son:

- Dar por hecho que conoce el comando demasiado pronto y practicarlo en situaciones en las que no tenemos todo el control. Si cada vez que lo llamamos evita responder y no tenemos forma física de hacerlo venir, le estamos enseñando a desobedecer. Por tanto, en el futuro, nuestro perro decidirá cuándo obedece y cuándo no.
- No encontrar el motivador adecuado. Hay algunos perros más difíciles que otros, pero todos tienen necesidades, de modo que siempre podemos encontrar algo que lo motive. Intentar que

responda a la llamada sin motivaciones no es realista.

- Hacer demasiadas llamadas que tendrán un resultado negativo en comparación con las que tendrán un resultado positivo. Llamarlo solo con el fin de acabar con una acción con la que está disfrutando le enseña a no responder.

Llamada con distracciones

Tal y como explicábamos en el apartado anterior, la respuesta a la llamada se puede ver afectada por las distracciones del entorno, de modo que es fundamental practicar en cualquier situación que pueda desconcentrarlo. Las distracciones y la intensidad con que estas lo afecten variarán en cada caso particular, por lo que a continuación expondré un par de ejemplos bastante comunes para que se entienda la finalidad del ejercicio y así se pueda adaptar a cada una de las circunstancias en que se distrae hasta tal punto que no logras mantenerlo bajo control.

 PLAY

https://adiestramientoenpositivo.org/videos/
llamada-con-distracciones/

«MI PERRO SE DISTRAE JUGANDO CON OTROS PERROS Y NO VIENE CUANDO LO LLAMO»

En este caso necesitaremos un amigo, familiar o conocido con perro que esté dispuesto a echarnos una mano en el entrenamiento.

Le pediremos a nuestro ayudante que se quede a cierta distancia de nosotros con su perro atado y bajo control. La distancia será un poco mayor que la longitud de nuestra correa; por ejemplo, si esta es de diez metros, la distancia ideal sería de unos trece metros. En un primer momento, permitiremos a nuestro perro que se acerque al de nuestro ayudante, pero no lo suficiente para quedarse satisfecho. Pasados unos segundos, cuando veamos que se pone más nervioso, lo llamaremos y, si no viene, nos ayudaremos de la correa para guiarlo hacia nosotros. Al llegar delante de nosotros y sentarse, le daremos la orden de liberación y soltaremos la correa (no la desengancharemos, solo la soltaremos y dejaremos que se vaya a jugar con la correa).

De vez en cuando, y estando cerca del extremo de la correa, ambos dueños llamaremos a nuestro perro y si no reaccionan al instante, tomaremos el extremo de la correa y los atraeremos hacia nosotros. En cuanto lleguen y se sienten, los premiaremos con un trozo de pollo y acto seguido les dejaremos volver al juego. Esto hará que el perro asocie la respuesta a una llamada del dueño que interrumpe su juego con otro perro a que el juego no se acaba y encima recibe un trocito de pollo.

Tras varios días de entrenamiento, cuando estemos seguros de que ha entendido el mecanismo del ejercicio, debemos empezar a premiarlo con pollo y libertad para volver al juego únicamente cuando no necesitemos tomar la correa para que el perro venga. Así se dará cuenta de que, solo si se acerca cuando lo llamamos, el juego no finaliza, y de que, si no responde rápido, el juego se para por unos minutos.

Es muy importante que durante los primeros meses de entreno no lo llamemos cuando tengamos que irnos y, por tanto, finalice el juego. Lo que haremos será acercarnos a él, tomar la correa y llevárnoslo sin usar la llamada.

Veamos qué hemos cambiado en su cabeza con estas sesiones de adiestramiento: antes, al llamarlo mientras jugaba con otros perros, sabía que, si venía, el juego acabaría, ya que la mayoría de las veces que lo llamábamos era con ese propósito, por lo que evitaba responder. En cambio, ahora deduce que, al no responder rápidamente a la llamada, el juego cesa, pero que, si acude en poco tiempo, podrá seguir jugando y quizá le den como recompensa un trozo de pollo, aunque poco a poco reduzcamos los premios comestibles.

«MI PERRO SE DISTRAE CUANDO ALGUIEN JUEGA A LA PELOTA CON ÉL, Y NO ACUDE A LA LLAMADA AUNQUE LA OTRA PERSONA PARE»

Como en el caso anterior, necesitaremos una correa larga y la colaboración de un ayudante. Mantendremos al perro atado con la correa y situaremos al ayudante a una distancia suficiente para que no pueda alcanzarlo; es decir, si la correa es de diez metros, la distancia será de trece.

Cuando veamos que quiere ir a jugar con el ayudante, lo llamaremos. En este instante, nuestro ayudante dejará de moverse, haciendo el juego menos interesante. En este ejercicio, responder a la llamada será más fácil porque podemos reducir la intensidad de la distracción: una persona quieta es menos atractiva que si está moviéndose e incentivando el juego.

De todas formas, siempre que veamos que pasados dos o tres segundos no tiene intención de acudir, usaremos la correa. Tan pronto como llegue junto a nosotros y se siente delante nuestro, le daremos el trozo de pollo y la orden de liberación, tras lo cual el ayudante empezará a moverse y a jugar con él.

Cuando asocie que para jugar tiene que acudir a la llamada, la respuesta será más rápida y precisa.

4.11. Generalización de un ejercicio

Cada día recibo multitud de comentarios en los que la gente dice cosas tales como: «Mi perro sabe sentarse, pero cuando se lo pido en la calle no quiere hacerlo»; «Mi perro es muy testarudo, cuando estamos solos en casa lo hace sin problemas, pero en la calle o cuando hay visita no quiere hacerlo».

Lo primero que debemos hacer es entender que no es cabezón ni testarudo y sacarnos de la cabeza la idea de que su propósito sea sencillamente fastidiarnos.

Para que haga un ejercicio en cualquier situación debemos trabajar la generalización del ejercicio. Esto es, practicar el ejercicio en tantos lugares y situaciones diferentes como nos sea posible, planteando siempre primero retos sencillos y después variándolos y añadiendo distracciones poco a poco para elevar los niveles de dificultad en el entrenamiento hasta que sean similares o mayores a los que esperamos que se encuentre en situaciones reales.

Si lo entrenamos únicamente en el salón de casa, es más que probable que al cambiar de habitación de repente, o salir a la calle, no responda igual. Y no lo hará por rebelarse o imponerse, sino porque no entenderá qué esperamos de él en esa nueva situación.

Algo tan sencillo como sentarse puede traer problemas si no lo practicamos en diferentes escenarios. Un ejemplo claro lo vemos en algunos perros de adiestramiento deportivo para ataque: muchos de ellos, cuando el figurante (la persona a la que debe atacar) no lleva la manga (el protector del brazo que ha de morder en el ataque), no saben cómo actuar y a menudo ni siquiera atacan cuando se lo requieren. Incluso puede pasar que si el figurante se quita la manga y la tira lejos de él mientras el perro está en la carrera para atacar, este se desvíe hacia la manga en vez de seguir hacia la persona. Este es uno de los motivos por los que algunos perros de ataque que deben ser operativos en la vida real son entrenados con trajes de ataque completos y no únicamente con manga.

En resumen, para tu perro no es el mismo ejercicio llamarlo en el salón de casa cuando él está sin hacer nada en su cama que llamarlo en el parque mientras está jugando con otros perros. Si quieres que acuda a la llamada cuando está distraído en el parque, deberás entrenarlo en esa situación con antelación.

Para que un perro generalice un ejercicio es preciso practicarlo en multitud de situaciones distintas cambiando tantas variables como nos sea posible. Por lo general, unas quince o veinte situaciones completamente distintas deberían ser suficientes.

4.12. Hacer el muerto

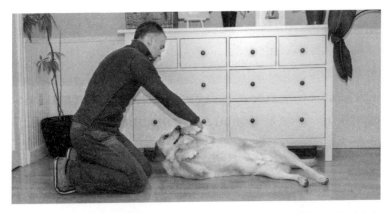

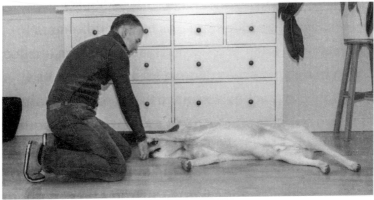

Para enseñar a un perro a hacerse el muerto tendremos que descomponer el ejercicio en dos partes principales: en la primera aprenderá a tumbarse y en la segunda a ponerse de lado.

🐾 **PLAY**

https://adiestramientoenpositivo.org/videos/el-muerto/

Ya sabemos cómo hacer que se tumbe, así que nos saltaremos este paso e iremos directamente a enseñarle a tumbarse de lado; después veremos el modo de conectar los dos ejercicios.

Estando en la posición de tumbado, nos situaremos delante de él y llevaremos nuestra mano con un premio a la altura de su hombro. Para poder alcanzar el premio, tendrá que girar la cabeza y ladearse. Es muy importante que las primeras veces lo premiemos por cada pequeña mejora, así que en cuanto gire la cabeza dejaremos que alcance el premio.

Si vemos que progresa, se lo pondremos más difícil, haciendo que tenga que volverse más para poder tomar el premio. Tras varias repeticiones, debería tumbarse de lado en el suelo para llegar al trozo de pollo. La manera de conseguirlo consiste simplemente en poner la recompensa a la altura de uno de sus hombros y, a la vez que gira la cabeza, ir subiendo la mano en dirección a su columna vertebral. De esta forma se verá obligado a tumbarse de lado para poder alcanzar el premio.

Es una condición básica que le demos el premio en el momento exacto en el que queda de lado en el suelo. Después de muchas repeticiones entenderá que para poder comerse el premio de nuestra mano debe tumbarse de lado. Entonces en cuanto se tumbe de costado, en vez de darle el premio moveremos la mano hacia su parte delantera guiando su hocico de tal forma que le quede la cara apoyada en el suelo y, en ese momento, lo premiaremos.

Hasta ahora hemos estado haciendo tres movimientos con nuestra mano. Primero guiamos su hocico hacia su hombro, luego hacia su columna vertebral y por último hacia delante para que estire la cabeza. Cuando esto salga bien, empezaremos a hacer un gesto concreto con la mano, poniéndola en forma de pistola, para que asocie la forma de la mano con este ejercicio y así crear un signo gestual que lo identifique. Según veamos que va cogiendo agilidad y haciéndolo más rápido, pasaremos de realizar estos tres movimientos de la mano, distinguiéndolos bien, a hacer un solo movimiento.

Después nos cambiaremos el premio de mano y añadiremos el sonido «bang» con cada repetición para que reconozca la mano en posición de pistola y el sonido «bang» como los indicadores de que queremos que se tumbe de lado con la cabeza apoyada en el suelo.

Poco a poco iremos reduciendo el movimiento de nuestra mano hasta que sea capaz de hacer el ejercicio nada más ver nuestra mano apuntándolo en forma de pistola y oír el «bang».

Conviene tener en cuenta que a la mayoría de los perros les cuesta menos girarse hacia un lado que hacia el otro, por eso le facilitaremos el ejercicio al nuestro guiándolo hacia el lado que le dé menos problemas.

Una vez que ya sepa hacerse el muerto desde la posición de tumbado, se trata de enseñarle a hacerlo estando de pie. Con este fin, las primeras veces tendremos que pedirle que se tumbe y acto seguido realizar el ejercicio de hacerse el muerto con *luring*, como al principio del entrenamiento.

Nos situaremos delante del perro, que estará de pie, y empezaremos a apuntarlo con la mano en posición de pistola, diremos el «bang», y acto seguido le daremos la orden para que se tumbe («suelo») y lo guiaremos con el premio.

Tras dos o tres sesiones de entrenamiento probaremos a realizar la secuencia sin la orden «suelo» para comprobar si ha asociado el ejercicio completo.

En el momento en que observemos que se desorienta y en vez de mejorar empeora, la única opción es volver atrás en el entrenamiento. Cuando consiga realizar uno o dos pasos correctamente le daremos un descanso.

Con el tiempo veremos que, sin importar la posición en la que se encuentre, al fingir que le disparamos se tumbará de lado con la cabeza apoyada en el suelo.

4.13. Rodar en el suelo

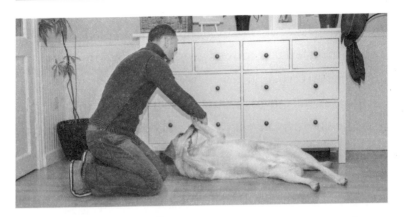

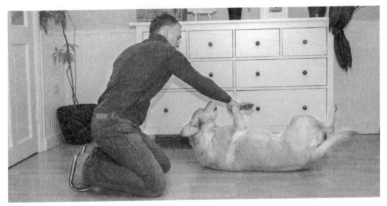

Los ejercicios de hacerse el muerto y rodar en el suelo pueden crear confusión si se enseñan al mismo tiempo, por lo que es importante que domine uno de ellos a la perfección antes de aprender el otro. Además,

🐾 PLAY

https://adiestramientoenpositivo.org/videos/rodar/

suele funcionar mejor empezar por el truco de hacerse el muerto, puesto que, si ya sabe rodar, nos será más difícil conseguir que se quede tumbado de lado para hacerse el muerto y se olvide de rodar por completo.

El método para enseñar este truco es muy parecido al de la técnica anterior, pero en vez de llevar la mano con el premio desde el hombro hasta la cruz del perro (la parte más alta de la espalda entre sus hombros) y premiarlo cuando queda tumbado de costado, tenemos que pasar la mano al otro lado del perro. Recuerda que para enseñarle este truco su posición inicial debe ser la de tumbado.

Por ejemplo, si llevamos nuestra mano derecha al hombro izquierdo del perro (el hombro que tenemos enfrente de la mano derecha), debemos subir la mano hacia su cruz y, una vez se tumbe de costado, seguir alejando la mano hacia el otro costado para incitarlo a rodar.

Al principio quizá nos desesperemos un poco, ya que a menudo los perros se muestran reacios a rodar. Lo más práctico es dejarle coger trocitos de pollo según va intentando alcanzar la mano mientras la alejamos para que ruede. Cuando finalmente dé la vuelta entera, diremos «bien» y lo premiaremos con lo que nos quede en la mano.

Una vez haya rodado de cinco a diez veces seguidas con facilidad, introduciremos la orden verbal y nos pasaremos el premio a la otra mano para que siga la primera, aunque no haya premio en ella. Poco a poco iremos formando con la mano el gesto que queramos usar para esta orden.

Para enseñarle a rodar hacia el otro lado, basta con repetir todos los pasos, empezando desde cero. Aunque a nosotros nos parezca el mismo ejercicio, para él son dos totalmente distintos, por ello debemos darle una orden verbal o gestual bien diferenciada en cada caso.

4.14. Reptar

El reptar es un movimiento que la mayoría de los depredadores en estado salvaje utilizan para cazar. Sin embargo, raramente veremos a un perro de ciudad reptando, por lo que es recomendable que antes de enseñarle este truco al nuestro hagamos unos ejercicios para trabajar un poco su musculatura.

Durante unos días, con un premio en nuestra mano e invitándolo a seguirla, haremos que pase por sitios por donde solo pueda pasar reptando. Una forma muy sencilla de conseguir esto es la que muestro en la foto con mi perro Lazzo.

 PLAY

https://adiestramientoenpositivo.org/videos/reptar/

Comenzamos el ejercicio sentándonos en el suelo con las piernas en forma de arco y nos ponemos un premio en la mano del lado opuesto al que ocupa el perro. Le mostramos el premio por debajo de las rodillas, de manera que para cogerlo tendrá que pasar por debajo del arco que forman las piernas. Este ejercicio lo practicaremos dos o tres veces al día durante unos tres días. Pasado este tiempo de trabajo de la musculatura, justo después de la última sesión de este ejercicio empezaremos a enseñarle la orden «repta».

En primer lugar, con el perro tumbado, le pondremos una mano encima de la cruz. Con la otra mano le mostraremos un premio a unos centímetros por delante de su hocico, de tal forma que tenga que estirarse para cogerlo. La mano que tenemos en su cruz evitará que se levante, pero sin empujarlo; debe funcionar como una barrera, como si fuera un objeto fijo.

En el momento en que se estire o avance para tomar el premio, diremos «bien» y se lo dejaremos coger. Al principio, que haga un simple gesto en la dirección correcta será suficiente para recompensarlo, así entenderá lo que queremos de él.

Poco a poco y con la mano en su cruz, le iremos pidiendo que avance más distancia. Cuando sea capaz de ganar medio metro diez veces seguidas sin tocarnos la mano, comenzaremos a añadir la orden verbal «repta».

Seguiremos practicando, y si vemos que no comete

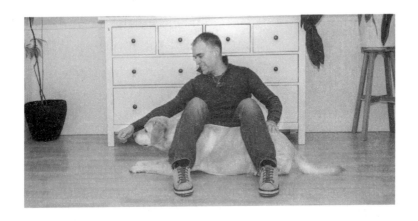

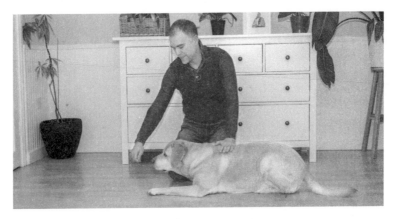

errores, retiraremos la mano de su cruz. Aunque lo haremos paulatinamente, subiéndola poco a poco hasta que dejemos de tocarlo.

Cuando, en este proceso, no haga lo que esperamos, diremos «no» (sin gritar, con calma), retiraremos el premio y volveremos a intentarlo con la mano encima de su cruz.

Una vez que vaya ganando soltura y si durante un par o tres de días realiza el ejercicio sin equivocarse, nos pondremos el premio en la mano que solíamos colocar sobre su cruz y repetiremos el ejercicio. Sobre todo al principio es importante que piense que el premio sigue estando en la mano con la que lo guiamos. Cuando haga bien el ejercicio debemos recompensarlo con la mano en la que tenemos el premio, así no creerá que recibe el premio por seguir nuestra mano, sino que se lo damos por realizar el ejercicio correctamente. Al principio seguirá la mano pensando que hay un premio dentro, pero acabará siguiéndola porque, pese a estar vacía, recibe la recompensa de todas formas.

Cuando alcancemos este punto, se trata de practicar e ir usando cada vez menos la mano como guía, para que acabe realizando el ejercicio solo con la orden verbal o gestual que hayamos escogido.

4.15. Saludar o «hacer el osito»

Este truco consiste en que el perro, sentado, levante las patas delanteras de tal forma que quede con los cuartos traseros en el suelo, la espalda perpendicular al suelo y las patas delanteras colgando.

 PLAY

https://adiestramientoenpositivo.org/videos/osito/

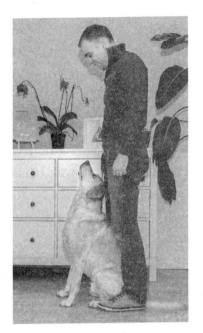
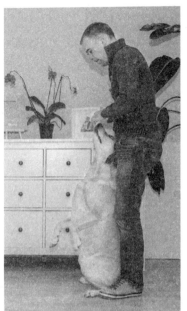
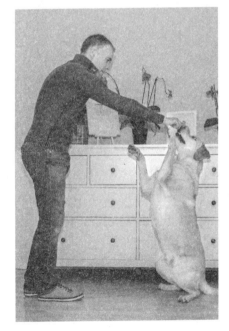

El nivel de dificultad de este ejercicio es superior porque la postura que se realiza no es habitual en la vida cotidiana, por lo cual requiere que trabajemos la musculatura y el equilibrio.

Por lo general, este truco les resulta mucho más sencillo a los perros pequeños y a los grandes con un buen equilibrio. Explicaremos dos formas distintas de enseñarlo: la primera será ideal para pequeños y para aquellos con facilidad para mantener el equilibrio; la segunda, para los grandes y los que no tengan demasiado equilibrio.

Para perros pequeños

Pondremos al perro sentado mirándonos de frente. Colocaremos un premio encima de su cabeza. Para cogerlo tendrá que poner su espalda más recta y levantar las patas delanteras del suelo. Primero lo premiaremos cuando se mueva en la buena dirección, luego le exigiremos más movimientos antes de recompensarlo.

Para facilitar la interacción con él pondremos una rodilla en el suelo, así no tendremos que agacharnos en cada repetición.

Para perros grandes

Los grandes tienen más tendencia a perder el equilibrio, por lo que al principio les viene bien tener algo donde puedan apoyarse. Por lo tanto, lo colocaremos sentado delante de nosotros, pero dándonos la espalda. Nos situaremos justo detrás de él, de pie, con los pies ligeramente abiertos y tocando sus cuartos traseros. En esta posición le mostraremos el premio por encima de su cabeza con la intención de que tenga que levantar las patas delanteras para cogerlo. Paulatinamente iremos subiendo la mano, y con ello apoyará la espalda en nuestras piernas.

Si tiene más equilibro y aguanta la posición, practicaremos el ejercicio con el perro mirando hacia nosotros.

Recuerda: empezamos enseñando el premio, luego lo cambiamos de mano, a continuación introducimos la orden verbal y por último empezamos a premiar alternativamente.

En caso de que salte o se ponga de pie a dos patas, no le damos el premio, sino que repetimos el ejercicio poniendo el premio más cerca de su cabeza y lo vamos subiendo poco a poco.

Para mantenerlo «haciendo el osito» durante más tiempo y que no baje automáticamente, hay que acostumbrarlo a estar en esa posición durante unos segundos. Así, cuando veamos que mantiene el equilibrio, cambiaremos los trocitos de pollo que usamos habitualmente por un poco de crema de cacahuete untada en una cuchara de madera (siempre y cuando esta no le siente mal). Tardará un rato en lamerla y se quedará quieto mientras nosotros sujetamos la cuchara. Esto le ayudará a trabajar la musculatura y mejorar el equilibrio.

4.16. Dar la pata y decir adiós

Primero le enseñaremos a dar la pata y luego a decir adiós.

Podemos enseñarle a dar una de las patas indistintamente o a diferenciar una de la otra usando comandos distintos. Yo suelo decirle «dame la pata» para que me dé la izquierda y «la otra» para que me dé la derecha. El mecanismo es el mismo en ambos casos.

Con el perro sentado frente a nosotros, pondremos una mano cerrada con un premio dentro delante de él, cerca del suelo.

La mayoría de los perros, después de olfatear el pre-

 PLAY

https://adiestramientoenpositivo.org/videos/pata/

mio e intentar cogerlo con el hocico, tratan de hacerse con él rascando la mano con la pata delantera. Cuando haga el gesto de levantar la pata le diremos «bien» (o presionaremos el *clicker*) y le daremos el premio en ese mismo instante para mostrarle que lo que ha hecho es lo correcto. Después de varias repeticiones, lo recompensaremos solo si su pata toca nuestra mano. Si no intenta tocarnos la mano con la pata por mucho que in-

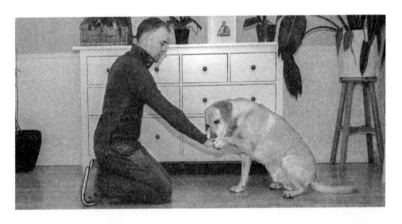

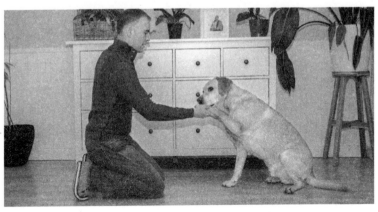

sistamos, probaremos a levantársela con la otra mano y lo premiaremos al mismo tiempo.

En cuanto nos dé la pata cada vez que acerquemos la mano con el premio, podremos empezar a cambiarlo de mano. Cuando volvamos a intentarlo y nos dé la pata, se la sostendremos unos segundos mientras lo premiamos con la otra mano.

En este momento introduciremos el comando. En mi caso, si la pata que ha empezado a darme es la izquierda, le digo «dame la pata», y si ha empezado dándome la derecha, el comando que uso es «la otra». Posteriormente le podremos enseñar a dar la otra pata con el segundo comando.

Cuando sepa hacer esto lo entrenaremos para que salude. Si ya hemos adjudicado el comando «saluda» a otro truco, podemos emplear el comando «adiós».

La diferencia entre dar la pata y saludar es que en el primer caso ha de apoyar su pata en nuestra mano, mientras que en el segundo ha de hacer el mismo gesto pero en el aire, sin tocarnos la mano.

Para enseñarle este truco, simplemente le daremos el comando «dame la pata, adiós» y le pondremos la mano un poco más alta de lo habitual, de tal forma que no llegue a alcanzarla y solo pueda tocarnos la punta de los dedos. Después de repetirlo varias veces, tan pronto como le demos el comando y el perro lance su pata hacia nuestra mano, la retiraremos enseguida para que no llegue a tocarla. Es muy importante que lo premiemos de inmediato para que entienda que el objetivo no es que toque nuestra mano.

Poco a poco iremos cambiando el comando «dame la pata, adiós» por la orden «adiós». Aprenderá a diferenciar perfectamente los dos ejercicios en tan solo unos pocos días de práctica.

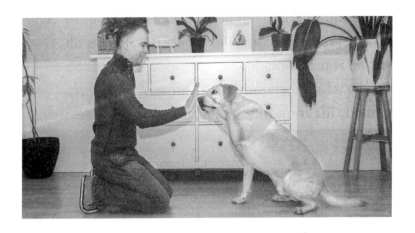

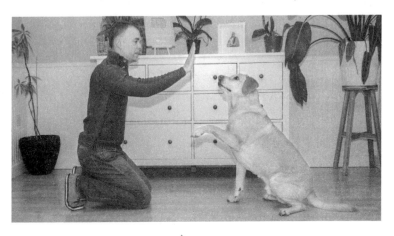

4.17. Suelta

Hacer que nuestro perro suelte algo que acaba de robar de un cajón en casa puede resultar una tarea difícil si no le hemos enseñado previamente a obedecer la orden «suelta». Esta orden es importante tanto para nosotros, si queremos recuperar algo valioso, como para él y su seguridad. Aunque, como todos los trucos, podemos enseñarlo con premios comestibles o con juegos, este es uno de los que a mí me gusta más entrenar mediante el juego.

Antes de empezar, debemos comprender que los perros son depredadores, por lo que un objeto o animal en movimiento activará su instinto depredador y uno que esté quieto lo desactivará. Por tanto, el juego ideal para enseñar este truco es el «tira y afloja».

Cogeremos un juguete que podamos agarrar bien mientras lo está mordiendo por el otro lado. Lo motivaremos para que lo coja, moviéndolo vigorosamente delante de él, después jugaremos unos segundos al tira y afloja y, acto seguido, dejaremos de moverlo y lo mantendremos completamente estático. Esto hará que el

 PLAY

https://adiestramientoenpositivo.org/videos/suelta/

juego se vuelva aburrido y que, tarde o temprano, el perro acabe soltando el juguete. Tendremos que cargarnos de paciencia porque las primeras veces seguramente tardará en dejarlo. Cuando consigamos que lo haga, en el mismo instante, volveremos a moverlo para que lo coja de nuevo. A fuerza de repetir este proceso varias veces al día aprenderá que, mientras sigue agarrando, el juego es aburrido, y que cuando suelta se reanuda la diversión. Poco a poco irá soltando el juguete cada vez más deprisa.

Cuando empiece a tardar menos de dos segundos en soltar el juguete introduciremos el comando «suelta» justo un segundo antes de dejar de mover el juguete. Así aprenderá que cuando oye ese comando, el juego se para hasta que suelta el juguete.

Hay que tener en cuenta que el hecho de que suelte un juguete no quiere decir que vaya a prescindir con la misma facilidad de algo que nos ha robado cuando estábamos distraídos. Por esto es recomendable practicar el ejercicio en diversas situaciones cuando ya conoce el mecanismo.

Si durante el periodo de entrenamiento coge un objeto y debemos quitárselo, es mejor no usar el comando, a no ser que estemos convencidos de que le hará caso. Lo ideal es quitarle el objeto y, en cuanto lo suelte, premiarlo con algo que le guste: juego, halagos o un trocito de premio comestible.

Para practicar otras situaciones empezaremos con cosas de poco valor para él e iremos aumentando la dificultad. En este contexto, cuando decimos «incrementar la dificultad» no nos referimos únicamente al objeto, sino también a los lugares. Por ejemplo, si el sitio al que siempre se dirige cuando nos quita cualquier cosa es debajo de la mesa, dejaremos ese lugar para la última fase del aprendizaje.

Con los perros más díscolos seguiremos el mismo proceso, pero para impulsarlos a soltar el objeto más rápido utilizaremos dos juguetes: justo cuando dejemos de mover el que tiene en la boca, empezaremos a sacudir el otro para crearle un nuevo interés y hacer que suelte el que tenía.

4.18. Jugar a la pelota

Existe la idea generalizada de que jugar a la pelota no es algo que tengamos que considerar un truco *per se*, sino que es un simple juego que cualquier perro domi-

 PLAY

https://adiestramientoenpositivo.org/videos/pelota/

na sin instrucción alguna. Sin embargo, son muchos los que no lo hacen como es debido.

El de la pelota es un juego estructurado: lanzamos la pelota lejos, delante de nuestro perro, que está situado a nuestro lado, este va a buscarla corriendo, nos la trae y la deja caer en nuestra mano o a nuestros pies. Bien jugado nos sirve para trabajar su autocontrol y eliminar su exceso de energía, pero mal jugado puede convertirse incluso en una obsesión de difícil tratamiento.

Antes de empezar a enseñarle a jugar a la pelota, es importante que sepa soltar y venir a la orden. Si no siente ningún tipo de atracción hacia las pelotas, empezaremos con una cuerda atada a una pelota de tenis (podemos preparar el artilugio en casa haciendo un par de agujeros a una pelota de tenis, pasando la cuerda por ellos y anudando el extremo). Con este utensilio casero, lo que haremos será activar el instinto depredador con la pelota.

Tomaremos la cuerda por el extremo opuesto al de la pelota y la moveremos en el suelo delante de él para que se fije en ella. Una vez se interese por la pelota, lo ataremos con una cuerda larga y empezaremos a «activarlo», moviendo la pelota. Cuando veamos que quiere cogerla, se la tiraremos a nuestro lado y jugaremos unos segundos al tira y afloja. Le pediremos que suelte y volveremos a empezar.

Poco a poco le tiraremos la pelota más lejos y, cuando la coja, lo llamaremos y lo traeremos con la cuerda si no viene al instante. Entonces jugaremos al tira y afloja un par de segundos y le volveremos a pedir que suelte la pelota.

Comprueba que no empiece a perder interés cuando le tiras la pelota, lo cual podría ser debido a dos cosas: a que has ido demasiado rápido y se la estás tirando muy lejos o a que se la estás tirando demasiado alto (una pelota rodando por el suelo activará su instinto depredador más fácilmente).

La cuerda es un elemento muy importante en los primeros meses en que practicamos este juego porque hace que, independientemente de la distracción, lo habituemos a venir hacia nosotros con la pelota. De otra forma, su regreso cuando recupere la pelota no estará garantizado al cien por cien, y se ha de acostumbrar a ir a por la pelota, cogerla, volver a nuestro lado y soltarla, y todo esto sin distraerse con el entorno, con otros perros o incluso con otras personas.

Cuando estemos seguros de que irá siempre a buscar la pelota, este se convertirá en un ejercicio muy útil para practicar otras órdenes, como la de «quieto»: le decimos «quieto», lanzamos la pelota y, a los pocos segundos, le damos la orden de liberación para que vaya a buscarla.

Durante los primeros meses intenta evitar cualquiera de los juguetes para tirarles la pelota lejos. Recuerda:

si aún no tiene interés por la pelota y se la tiras muy lejos, perderá el poco que tenga.

4.19. Quieto

El ejercicio de quedarse quieto es uno de los más básicos. Nos será muy útil en el día a día y mejorará exponencialmente la convivencia entre nosotros.

Antes de enseñárselo conviene que haya aprendido el comando «sentado» porque nos resultará mucho más fácil controlar que no se mueva estando con los cuartos traseros en el suelo que de pie.

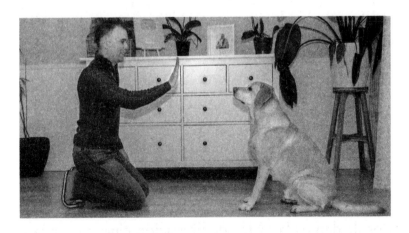

 PLAY

https://adiestramientoenpositivo.org/videos/quieto/

Al practicar este truco es especialmente importante simplificar las cosas; los cambios según vamos avanzando en el entrenamiento de un truco nuevo han de ser muy sutiles, pues es fundamental que el perro no se dé cuenta de que vamos modificando el ejercicio hacia el objetivo final y avanzando en el aprendizaje.

Empezaremos con el perro atado y pidiéndole que se siente a nuestro lado. Pondremos nuestra mano delante de su hocico mostrándole la palma y daremos media vuelta a su alrededor, sin separarnos de él, hasta colocarnos a su otro lado. Por último, lo premiaremos. Si se mueve, nos detendremos, le pediremos que se siente y seguiremos nuestro recorrido. Cuando se quede quieto, repetiremos el ejercicio varias veces añadiendo la orden «quieto», justo antes de colocar nuestra mano delante de él.

Después de unas diez repeticiones correctas nos iremos alejando, un paso cada vez que demos una vuelta entera a su alrededor. Seguiremos ensanchando el círculo hasta lo máximo que nos permita la correa.

Para generalizar el ejercicio es importante que practiquemos este truco en sitios distintos y de formas diferentes; por ejemplo, haciendo que se siente delante de nosotros y alejándonos hacia atrás en línea recta. Empezaremos a practicar este truco mirándolo y posteriormente lo repetiremos dándole la espalda, con lo cual le resultará más difícil.

Cuando ya se quede quieto a la orden tanto moviéndonos en círculo a su alrededor como alejándonos en línea recta mirándolo y dándole la espalda, será el momento de empezar a practicar apartándonos de su vista. Añadir esta variable hará que muchos perros se pongan un poco nerviosos y caigan en la tentación de moverse, así que lo mejor es que la transición sea casi imperceptible; de esta forma evitaremos que cometan errores.

Si obedece la orden «quieto» sin problemas a una distancia de diez metros, le pediremos que se siente a cinco metros de un objeto tras el que podamos escondernos. De esta manera, reduciendo la distancia, hacemos que el ejercicio sea más sencillo aunque desaparezcamos de su vista. Las primeras veces solo será durante una fracción de segundo para que no le dé tiempo a reaccionar, y aumentaremos el tiempo segundo a segundo cuando notemos mejoría.

Cuando haya asimilado perfectamente el comando «quieto» en cualquiera de las situaciones anteriores, entrenaremos sin correa en situaciones totalmente controladas.

Una manera de practicar este ejercicio en forma de juego es con la pelota, pero, por muy bien que obedezca la orden de «quieto», las primeras veces que lo practiquemos puede que necesitemos la correa.

4.20. Ladrar, dejar de ladrar y operaciones matemáticas

Enseñar a un perro a ladrar es bastante sencillo, y nos puede servir para jugar a hacer creer a nuestros amigos que nuestro perro sabe resolver sumas y restas.

Cómo enseñarle a ladrar

Algunos perros tienen más tendencia a ladrar en el día a día, y con ellos el truco será más fácil. Es importante que conozcamos al animal lo suficiente para saber qué le puede hacer ladrar, pues la gracia está en provocarle el ladrido de forma indirecta. Por ejemplo, si ladra al oír el timbre de la puerta, le pediremos a un ayudante que lo haga sonar (si el hecho de que ladre cuando suena el timbre es un problema, trataremos de encontrar otra situación que lo haga ladrar).

Justo en el momento en el que se produzca el ladrido, le diremos «muy bien» y lo premiaremos con su manjar favorito. Cuando haya ladrado de forma mecánica después de que el ayudante haga sonar el timbre unas cinco veces, repetiremos otras cinco veces el ejercicio añadiendo la orden «ladra» o «habla» justo antes de que suene el timbre. Tras estas cinco repeticiones, en la misma sesión de entrenamiento, insistiremos en el mismo proceso pero sin hacer sonar el timbre. Si no ladra, seguiremos usando el timbre y probaremos de vez en cuando sin él. Si ladra, ¡perfecto! Lo practicaremos varias veces al día hasta que lo haya asimilado por completo.

En caso de que se bloquee en alguna fase del entrenamiento, lo mejor es volver a practicar con el sonido del timbre. Es extremadamente importante que, llegados a este punto, solo lo premiemos cuando responda a la orden, de lo contrario ladrará cada vez que quiera tu atención.

Este truco es difícil de generalizar: puede que lo haga perfectamente en el salón donde se lo hemos enseñado, pero que deje de hacerlo al pasar a la cocina, donde no lo hemos practicado nunca. Para evitarlo conviene ensayarlo en todo tipo de situaciones.

Cómo enseñarle a no ladrar

Si nuestro perro sabe ladrar tras la señal en cualquier situación, le enseñaremos a dejar de hacerlo. Para ello le pediremos que ladre y mantendremos el premio en nuestra mano, pero al alcance de su vista. Dejaremos que ladre varias veces y cuando queramos que deje de hacerlo, le diremos «calla» al mismo tiempo que bajamos la mano y lo premiamos. Para tomar el premio dejará de ladrar y, tras varias sesiones, asimilará esta orden. Así le enseñamos que el ejercicio empieza con «ladra» y acaba con la palabra «calla».

El perro matemático

Una vez que aprende esto, será fácil dejar a nuestros amigos con la boca abierta. Les haremos creer que sabe sumar y restar. Cambiaremos la orden de ladrar y añadiremos un signo para que deje de hacerlo.

¿Cómo lo haremos? Muy simple: lo primero que debemos hacer es cambiar la orden para que empiece a ladrar. Si le hemos enseñado con la palabra «ladra», le añadiremos «resultado» justo antes, es decir, «resultado ladra» será la orden puente para pasar a la nueva. Después de unas cuantas sesiones, retiraremos «ladra» y ladrará igualmente con el comando «resultado». ¡No olvides premiarlo!

Durante este proceso introduciremos un gesto a la vez que decimos «calla» para hacer que pare de ladrar. Este gesto puede ser algo tan simple como, con el puño cerrado, estirar un dedo de forma exagerada para que lo vea bien.

Al principio, este gesto lo haremos situando el puño delante de nuestra cara. Pasadas varias sesiones, veremos que deja de ladrar simplemente usando el gesto. Entonces haremos el gesto menos exagerado y, poco a poco, más natural, llevando la mano al lado de nuestra pierna.

Ahora ya está preparado para sorprender a nuestros amigos con operaciones matemáticas tales como sumas o restas. Para hacer una demostración, nos pondremos en una posición tal que el público no pueda ver con claridad nuestra mano (la que usamos para el signo de dejar de ladrar). Después le diremos: «Tres más cuatro, ¿resultado?», por ejemplo. Al séptimo ladrido le indicaremos con el dedo que deje de ladrar y... *voilà!*, nuestro perro se habrá convertido en un genio de las matemáticas.

Practicaremos este truco en situaciones diversas para asegurarnos de que ha generalizado el ejercicio.

Agradecimientos

Este libro se lo dedico a muchas personas, a quienes además agradezco su apoyo, pero quiero mencionar especialmente a algunas de ellas.

A mi mujer, Jennifer, sin cuya ayuda y soporte habría sido imposible cumplir este objetivo. Gracias, cariño, por estar a mi lado y por aliviar gran parte del peso que supone llevar una familia, lo cual me ha permitido sacar tiempo estos últimos meses para escribir y publicar estas páginas. No puedo imaginar un futuro mejor que envejecer a tu lado. ¡Te quiero!

A mis hijos, Clara y Noah, a quienes la suma de trabajo, escritura y gestión del canal de YouTube me ha impedido dedicarles todo el tiempo que me hubiera gustado y, sin duda, se merecen. Los días más felices de mi vida los he pasado, y los pasaré, a vuestro lado. Tanto en los buenos como en los malos momentos, el simple hecho de miraros me hace feliz. Mi amor por vosotros es incondicional.

Por último, a mis padres y al resto de la familia, pues he de reconocer que el apoyo moral y el soporte que me han dado ha sido fundamental, no solo mientras trabajaba en el libro, sino durante toda mi vida. Quiero nombrar, sobre todo, a mi abuelo Pepe, un hombre formidable y un modelo para mí, que por desgracia nos dejó el año pasado a la edad de ciento cinco años. Allí donde estés, te quiero, abuelo.